SPORT vegan KOCHBUCH

fit vegan gesund

120 einfache Bodybuilding Rezepte für die pflanzliche Ernährung
Vegan und eiweißreich!

Das große Vegan Buch
inkl. Sport- und Ernährungsplan

Matthias Könner

1. Auflage 2020

VIRTUOSO
books and more

https://virtuoso-verlag.de
Matthias Könner

ISBN: 978-3-96786-005-4

Inhalt

Vorwort

Hallo, liebe Leserin und lieber Leser,

mein Name ist Matthias Könner und ich bin leidenschaftlicher Autor und Sportler. Mit diesem Buch möchte ich Ihnen 120 leckere und gesunde vegane Fitnessrezepte zur Verfügung stellen, die Sie vor allem beim Muskelaufbau anwenden können. Darüber hinaus erkläre ich Ihnen, auf was es bei der veganen Ernährung ankommt und worauf Sie beim Training unbedingt achten sollten.

Ich absolvierte eine Ausbildung in der Fitnessbranche und bin zertifizierter Trainer und Ernährungscoach. Meine Arbeit ist meine Leidenschaft und ich bin sehr dankbar dafür, diesen Beruf ausüben zu dürfen. Ich hoffe, auch Sie mit meiner Begeisterung für die pflanzliche Ernährung und den Kraftsport anzustecken.

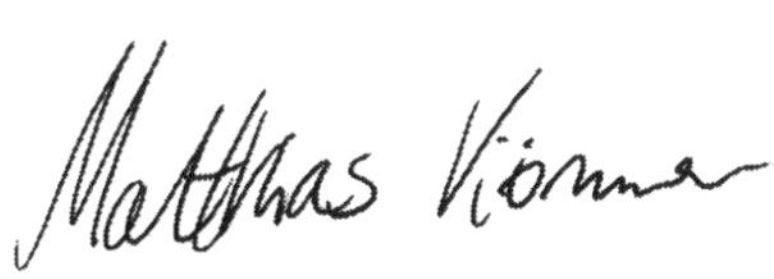

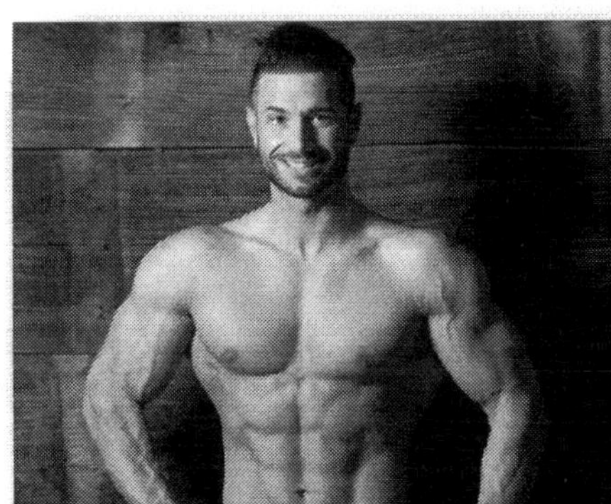

„Vegan und Muskelaufbau, geht das überhaupt?"

Nicht selten werde ich gefragt, ob sich die vegane Ernährung mit dem Muskelaufbau vereinbaren lässt... Dazu gibt es nur eine Antwort: Natürlich funktioniert das! Denn die vegane Ernährung bringt für den Muskelaufbau viele Vorteile mit, von denen Menschen, die sich fitter fühlen wollen oder Leistungssport machen, enorm profitieren können.

Lassen Sie sich überraschen von der Vielfalt der veganen Küche. Wie Sie sich optimal vegan ernähren, egal ob als Leistungs- oder Hobbysportler, werden Sie in diesem Buch erfahren. Vegane Ernährung bedeutet auf keinen Fall einen Verzicht auf Proteine und Geschmack – im Gegenteil, sie unterstützt das Wohlbefinden und verbessert die Leistungsfähigkeit. Damit auch Ihnen das gelingt, sollten Sie unbedingt weiterlesen.

„Seitdem ich mich vegan ernähre, hat sich meine Leistung verdoppelt, was ich vor allem beim Training spüre.
Ich habe mehr Energie, regeneriere schneller und halte außerdem mein Gewicht ganz ohne das Gefühl von Verzicht."

Einleitung

Wer Muskelmasse aufbaut, der macht sich körperlich und geistig stärker. Hierfür bedarf es keinerlei fleischhaltige Nahrungsmittel, denn mithilfe der **Kraft der Pflanzen** gelingt dies ebenfalls hervorragend ohne irgendwelche Defizite.

Sie erhalten in diesem Buch alle nötigen Informationen darüber, wie Sportler und jene, die Muskeln aufbauen wollen, dies mit der veganen Ernährung vereinbaren können und worauf ein besonderes Augenmerk gelegt werden sollte.

Die vegane Ernährung bekommt immer mehr Anhänger, von denen auch viele Athleten und bekannte Profi-Sportler sind.
In den Medien hört man immer öfter, dass Prominente immer häufiger auf tierische Produkte verzichten und ihre Ernährung umstellen.
Die Umsteiger schwärmen davon, dass ihre mentale und körperliche Verfassung einen Aufschwung bekommen hat und sie durch den Veganismus eine Steigerung der LEISTUNG & KRAFT erleben dürfen.

Dabei spielt es keine Rolle, ob Sie männlich oder weiblich, erfahren oder unerfahren, durchtrainiert sind oder noch am Anfang stehen – jeder hat ein Ziel im Sinn: das Aufbauen eines für sich selbst optimalen Körpers und das natürlich so schnell wie möglich.

Folgende Themen finden Sie in diesem Buch:

- **120 vegane und leckere Rezepte für den Fitness- und Muskelaufbau, welche alle Nährwertangaben und Farbfotos zum gratis Download enthalten**
- **Ein hilfreicher Ernährungsplan für den veganen Muskelaufbau sowie ein Trainingsplan**
- **Eine Einweisung in das Themengebiet des Muskelaufbaus**
- **Vorstellung der richtigen Ernährung und des richtigen Trainings beim Muskelaufbau**
- **Nützliche Tipps zur veganen Ernährung für Sportler**

Übrigens erhalten Sie die Farbfotos zu den 120 Rezepten nicht in diesem Buch selbst, sondern über einen kostenlosen Download, damit Sie das Buch zu einem günstigeren Preis erwerben können.

Zu Beginn möchte ich Ihnen einiges mitteilen:
Sie werden **körperlich und mental** weiterkommen, während Sie beim Trainieren Ihr maximales Kraftpotential ausschöpfen und an **Ihre Grenzen** kommen! Nutzen Sie diese Aufgabe und werden Sie zu der bestmöglichen Ausgabe Ihrer selbst – und das jeden Tag erneut!

Die vegane Ernährung als Ergänzung zu einem guten Training ist die beste Entscheidung, die Sie für Ihren Körper treffen können. Dadurch entdecken Sie neue Energien in sich und auch Ihre Gesundheit wird es Ihnen gutheißen.

Was genau ist der Muskelaufbau?

Den Muskelaufbau sieht man als Grundlage, aber auch als Trainingsziel. Vielen Trainierenden und Sportlern ist, abgesehen von der Leistungssteigerung, bei einem professionellen Training auch der sichtbare Aufbau von Muskeln wichtig. Damit wollen sie oftmals sich selbst und andere Menschen beeindrucken. Selbstlaufende Stoffwechsel sind aber auch wichtig für alle, die an Gewicht verlieren möchten. So bleibt der Bewegungsapparat mobil und stabil. Letztendlich ist es unabhängig von dem Hintergrund des Muskelaufbaus wichtig zu wissen, dass Muskeln bedachtsam aufgebaut und stetig gereizt werden wollen. Sollten Sie Ihre Muskeln vernachlässigen, werden Sie Ihrem Bestreben nicht näherkommen. Ernährung und Regeneration spielen beim Aufbau von Muskeln eine wichtige Rolle, denn einzig und allein durch Sport ist dieser Aufbau nicht möglich.

Muskeln reagieren bei Inanspruchnahme mit einem Wachstum, wenn sie kurzzeitig strapaziert werden. Neue Grenzen werden durch den eigenen Körper stetig neu gesetzt. So kann man den Aufbau und Wachstum von Muskeln als eine Angleichung an die unbekannten neuen Umstände sehen. Sollte Ihr Körper nun bemerken, dass Sie schwerere Lasten tragen müssen, so wird er Ihnen mit einer erhöhten Kraft der Muskeln hierbei helfen. Das Muskelwachstum ist also eine Reaktion auf diese unbekannten Umstände. Das Krafttraining begünstigt somit die neuen Begebenheiten. Das Wachstum kann nur zustande kommen, wenn bisherige, persönliche Grenzen überschritten und gereizt werden. Ohne ein steigerndes Training Ihrerseits wird es für Ihre Muskeln keinen Anlass geben, sich anzupassen und zu wachsen. Durch das Training mit schweren Lasten haben Ihre Muskeln keine andere Möglichkeit, als sich zu vergrößern und zu wachsen.

Beim Training sollten Sie auf einige Regeln achten, damit Sie den Reiz korrekt setzen können:

Sollten Sie über mehrere Male hinweg nicht schwer genug trainieren, wird sich an Ihrer Muskelmasse nichts verändern. Sollten Sie allerdings einen speziellen Reiz setzen und die Muskeln über das Limit hinaus benutzen, ist ein **Muskelwachstum durch Hypertrophie** möglich. Diese Hypertrophie sorgt für ein Muskelfaserwachstum, bewirkt allerdings keine Steigerung der Anzahl von Muskelzellen. Bei der Beanspruchung Ihrer Muskulatur, welche über ihr normales Leistungsniveau geht, kann eine vermehrte Proteineinlagerung entstehen. Allerdings ist die Neubildung von Muskelfasern (**Muskelhyperlapsie**) bisher nur bei Tieren wissenschaftlich nachgewiesen und festgestellt worden.

Der menschliche Körper gleicht sich rasant an Ihr Fitnesstraining an. Darum entsteht auch keine Weiterentwicklung des Trainings, wenn Sie gleichbleibende Gewichte und Ausführungen der Muskelbeanspruchung nutzen. Jedes neue Training sollte demnach darauf abgestimmt sein, eine Steigerung des vorangegangenen Trainings darzustellen. Hierfür ist es ebenfalls von Bedeutung, das Gewicht zu steigern und nicht die Häufigkeit oder die Menge der Wiederholungen zu erhöhen. Um ein beständiges Wachstum der Muskeln vorauszusetzen, sind 8 bis 12 Wiederholungen pro Satz optimal.

Die letzte Wiederholung spielt für ein erfolgreiches Wachstum der Muskeln eine entscheidende Bedeutung. Die letzte Wiederholung ist oftmals auch die Wiederholung, von der Sie nicht glauben, diese noch zu schaffen. Der Erfolg Ihres Trainings liegt hierbei nicht in der Anzahl an Sätzen und Wiederholungen, sondern in den erzielten Fortschritten und Ausführungen. 45 Minuten durchgehend sollte die maximale Länge Ihres Trainings betragen. Zusätzlich ist eine ausreichende Eiweißzufuhr unerlässlich, damit die Muskeln aufgebaut werden können.

Der abschließende, ebenfalls sehr wichtige Punkt ist übermäßiges Training. Viele Kraftsportler/-innen vergessen oftmals, dass ein Übertrainieren den Menschen und seinen Körper enorm belastet und überfordert und er keine Zeit hat, um sich davon wieder zu regenerieren. Nicht selten kann es sein, dass Ihre Muskeln abnehmen, obwohl Sie härter und mehr trainieren als sonst.

Eine kurze Einführung zu den Muskeln des Menschen

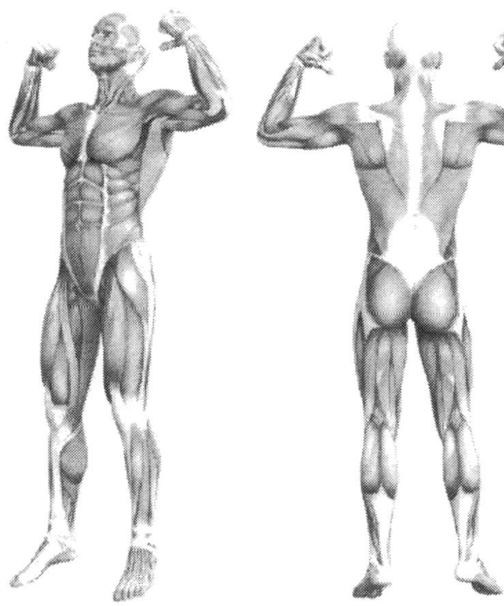

Um das Bedürfnis der Muskeln zu kennen, ist es vorab hilfreich, sich mit deren Aufbau auseinanderzusetzen. Zum menschlichen Körper gehören weitaus über 650 Muskeln, die für jede noch so kleine Bewegung in gesunder und funktionierender Form benötigt werden. Die Muskeln werden teils automatisiert bzw. unbewusst in Bewegung versetzt, wie zum Beispiel bei Ihrem Herzschlag oder Ihrer Verdauung. Zum anderen Teil können Sie Ihre Muskeln bewusst nutzen, zum Beispiel durch gezieltes An- oder Entspannen.

Die Muskulatur kann in drei unterschiedliche Gruppen gegliedert werden:

- Herzmuskulatur
- Organmuskulatur
- Skelettmuskulatur

Entscheidend für den Bewegungsapparat sind unter anderem der besondere und komplexe Aufbau Ihrer sogenannten quergestreiften Muskeln, da sie einen direkten

Anschluss an Ihr Gehirn aufweisen. Beginnend durch einen Nervenreiz im Gehirn werden für Ihre Bewegungen anschließend Signale über das Rückenmark zur betroffenen Muskulatur weitergeleitet. Ihr Körper ist tatsächlich in der Lage dazu, etwa 1000 Muskelfasern gleichzeitig zu versorgen – eine erstaunliche Menge! Bewegungen können sehr viel feiner ausgeführt werden, wenn der Muskel eine Menge motorischer Merkmale besitzt. Eine sogenannte **Muskelkontraktion** kommt also zustande, sobald ein Reiz am Muskel ankommt und zu einer Anspannung führt.

Viele einzelne **Strukturelemente** bilden einen Muskel. Das hierbei kleinste Element, die **Myofibrille**, bildet ein Zusammenschluss aus Myosin und Aktin, den Proteinbausteinen.

Diese Muskelfasern entstehen also durch diese Strukturen und können bis zu 15 Zentimeter lang werden.

Muskelfaserbündel nennt man die vielen einzelnen Strukturen der Muskelfasern, die zusammen ein Bündel bilden. Diese Muskelfaserbündel wiederum bilden den eigentlichen, uns bekannten Muskel. Drumherum findet man das Bindegewebe, welches als Schutzschicht dient. Eine **Bindegewebsschicht**, die Epimysium genannt wird und Blutgefäße erhält, umschließt das Muskelfaserbündel. Diese Gewebsschicht geht schlussendlich in die Muskelfaszien über.

Nach diesem kleinen Exkurs ist Ihnen nun also auch der Aufbau der Muskeln grob bekannt.

Die verschiedenen Fasertypen der Muskeln besitzen ebenfalls unterschiedliche Merkmale. Abhängig von Ihrer Sportwahl und Ihrer Fitness-Tätigkeit sind unterschiedliche Typen und ihre jeweiligen Eigenschaften von Bedeutung:

Rote Muskelfasern

Die roten Muskelfasern sind optimal für all jene, die z. B. Radsport betreiben. Sie sind erschöpfungsresistent und arbeiten eher langsam.

Intermediäre Fasern

Diese Fasern sind mittelmäßig erschöpfungsresistent und schneller als die roten Muskelfasern.

Weiße Muskelfasern

Sie sind sehr schnell und weisen auf geringer Distanz eine hohe Kraftspanne auf.

Die Vorteile einer veganen Ernährung

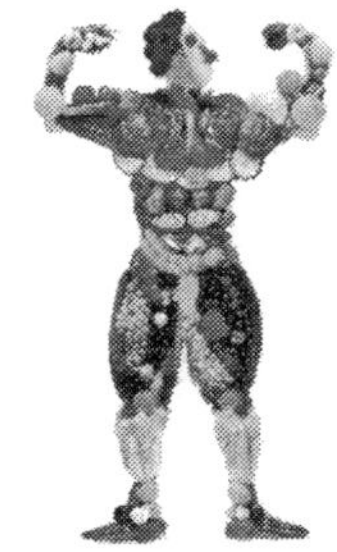

Die vegane Ernährung ist gesund und ausgewogen und stellt somit eine gute Basis für eine vorteilhafte Lebensweise her, nicht nur für Ihre Gesundheit, sondern auch für das Trainingsziel des Muskelaufbaus. Erwiesenermaßen kann der Verzicht auf tierische Produkte **Erkrankungen wie Krebs und anderen chronischen Leiden vorbeugen.** Die Mehrzahl der Menschen entscheidet sich hauptsächlich aus tier-ethischen oder ökologischen Gründen für eine pflanzenbasierte Ernährung und vergessen dabei oftmals die Ausgewogenheit und Vollwertigkeit der Nahrung in ihrem Alltag vollends auszuschöpfen.

Mit der Entscheidung für dieses Buch, entscheiden Sie sich auch für eine ausgewogene und gesunde Ernährungsweise, allerdings mit dem Motiv, Ihren eigenen Körper gesundheitlich und äußerlich in Bestform zu bringen. Sie entscheiden sich bewusst für qualitativ hochwertiges Obst und Gemüse, Nüsse, Samen, Hülsenfrüchte und vollwertiges Getreide. Hierbei sollten Sie auf eine gleichmäßige Zufuhr der notwendigen Nährstoffe achten, da die Ernährung eine primäre Rolle in der Leistungsfähigkeit des Menschen, vor allem aber bei körperlicher Belastung und beim Muskelaufbau, einnimmt. Die geeignete Aufnahme von Nährstoffen ist also unverzichtbar, wenn man sportliche Erfolge verzeichnen möchte.

Eine vollwertige pflanzliche Ernährungsweise sorgt für einen optimalen Nährstoffausgleich in Ihrem Körper. Neben der Tier- und Umwelt schützen Sie auf diese Weise Ihren eigenen Körper und Ihre Gesundheit. Nutzen Sie natürliche Süßungsmittel statt Industriezucker, Vollkorn statt Weizen, Fett aus Nüssen und pflanzlichen Ölen, proteinreiche Hülsenfrüchte statt Proteinisolaten, so wird sich Ihr Körper bald bei Ihnen bedanken.

Im Fitnessbereich wird die vegane Ernährungsweise unwissentlich auch heute oft noch mit einem Defizit in den Bereichen Leistungsfähigkeit, Ausdauer, Kraft und dem Mangel der Proteinversorgung verbunden. In vielen wissenschaftlichen Studien konnte aber belegt werden, dass eine ausgeglichene, vollwertige und gesunde vegane Ernährung für positive Verbesserungen sorgen kann – und das ganz ohne negative Begleiterscheinungen.

Bei der veganen Ernährung gehen Sie vielen Ursachen von Zivilisationskrankheiten aus dem Weg, da Sie **auf die Zufuhr von vielen gesättigten Fettsäuren, tierischem**

Protein und Cholesterin verzichten. Außerdem sind viele sich vegan ernährende Menschen **weniger häufig von erhöhten Blutdruckwerten** betroffen und erkranken im Vergleich zu fleischessenden Menschen auch viel seltener an einer Hypertonie, welche bekanntlich eine der hauptsächlichen Ursachen von Herzinfarkten ist. Ebenfalls wichtig ist es zu wissen, dass alle Proteine ihren Ursprung in Pflanzen finden, selbst das Protein in Rind- oder anderen Fleischsorten. Die im Fleisch enthaltenen Proteine entstehen nämlich aus der Nahrung der Tiere. Die Nahrung der Tiere ist in der Massentierhaltung allerdings bei weitem nicht so vollwertig und hat somit für den Menschen meist kaum hochwertige Proteine.

Dass Veganer unter einem chronischen Proteinmangel leiden, ist also eher ein Mythos, da sie durch die Aufnahme von Hülsenfrüchten, Nüssen, Samen und Pflanzen eine absolut passable Menge an Proteinen aufnehmen. Menschen, die sich mischköstlich oder vegetarisch ernähren, können ebenfalls von einem Mangel betroffen sein. Die Top-Athleten Brendan Brazier, Gerlinde Kaltenbrunner, Arnold Wiegand und Matt Frazier unterstützen diese Meinung und haben die vielen Vorurteile gegenüber Veganern und deren angeblicher Kraftlosigkeit und dem Proteinmangel zermürbt. Wussten Sie schon? Eines der stärksten Säugetiere lebt auch vegan: der Gorilla. Er ernährt sich ebenfalls rein pflanzlich und kann ein Vielfaches seines eigenen Gewichts heben, nämlich bis zu zwei Tonnen.

Außerdem ziehen Sportler einen großen Nutzen in Form einer schnelleren Regenerationsphase aus der veganen Ernährungsweise. Ihnen ist sicherlich bekannt, dass körperliche Aktivität bzw. Sport den sogenannten oxidativen Stress in Ihren körpereigenen Zellen auslöst und sie sich nach dem Training regenerieren müssen. Hierfür sorgen sekundäre Pflanzenstoffe und Antioxidantien. Die Schutzstoffe sind sehr wichtig und werden ausschließlich von Pflanzen hergestellt, womit sie auch für Sportler einen wesentlichen Vorteil mit sich bringen.

Die Umstellung der Ernährung

Seine Ernährung umzustellen, bedeutet in gewisser Weise auch, sein Leben umzustellen. Die Ernährung wirkt sich auf unglaublich viele Bereiche in unserem Leben aus. Nicht nur die Gesundheit ist von ihr abhängig, auch unser Wohlbefinden und unser Energielevel. Die Psyche ist ebenso stark von der Ernährung betroffen, denn wenn wir uns gesund ernähren, fühlen wir uns besser und sehen besser aus, wodurch wir auch mehr Selbstbewusstsein aufbauen können.
Doch was passiert genau in unserem Körper, wenn wir plötzlich nur noch gesunde Lebensmittel zu uns nehmen und keine Fleisch- und Milchprodukte mehr konsumieren? Leider haben wir unseren Körper schon lange an schlechte Nahrungsmittel gewöhnt, weshalb es tatsächlich sein kann, dass er anfangs widerwillig auf gesunde Nahrung reagiert. Oftmals erhoffen wir uns von einer gesunden Diät sofort positive Ergebnisse, und sind überrascht, wenn der Körper darauf erstmal mit Blähungen, Unverträglichkeiten oder Hautproblemen reagiert. Doch wenn man den Körper jahrelang mit einer schlechten Lebensweise belastet hat, muss man ihm Zeit geben, sich an die neuen, gesunden Lebensmittel zu gewöhnen.

Der erste wichtige Punkt ist: Jeder Körper ist anders und reagiert unterschiedlich auf verschiedene Lebensmittel. Der Eine verträgt etwas gut, wovon der Andere Bauchschmerzen bekommt. Probieren Sie einfach viele verschiedene pflanzliche Lebensmittel aus, und lassen Sie nichts dabei aus. Wenn Sie bemerken, dass Sie mit einem Lebensmittel über längere Zeit Probleme haben, und eine Unverträglichkeit vermuten, dann besprechen Sie das am besten mit Ihrem Arzt.
Es kann zu Anfang sein, dass Sie Gewicht verlieren. Das ist beim Muskelaufbau meistens nicht erwünscht. Das wird daran liegen, dass Sie nicht genug zu sich nehmen. Pflanzliche Nahrungsmittel haben oft viel weniger Kalorien und Fett als Fleisch- und Milchprodukte, und man kann deswegen mehr davon essen. Daher sollten Sie stets genug, aber auch gesund essen und Ihre Kalorienaufnahme im Blick halten. Nutzen die Nährwerttabellen hier aus dem Buch!
Da Sie durch die veganen Gerichte viel mehr Gemüse und Obst zu sich nehmen (sollten), führen Sie Ihrem Körper auch automatisch mehr Ballaststoffe zu. Ballaststoffe sind super für den Darm, allerdings muss sich dieser erst einmal an diese neuen, großen Mengen davon gewöhnen. Dadurch kann es in der Anfangszeit der

veganen Ernährung zu Blähungen kommen. Das bedeutet nicht, dass Ihnen die vegane Ernährung nicht gut tut, sondern Sie können daran sehen, dass Ihr Körper sich verändert und auf neue, gesunde Lebensmittel einstellt.
Wenn man sich vegan ernährt, kann es schnell passieren, dass man viel Soja konsumiert. Sei es in Form von Sojamilch, Tofu oder Fleischersatzprodukten. Soja enthält zwar viel wichtiges Eiweiß mit einer hohen biologischen Wertigkeit, allerdings enthält es überwiegend Omega-6-Fettsäuren. Wenn das Verhältnis von Omega-3- zu Omega 6-Fettsäuren in der Nahrung nicht ausgewogen bleibt, kann das zu Entzündungen im Körper führen. Außerdem enthält Soja Phytinsäure, welche die Aufnahme von Nährstoffen im Körper hemmt.
Viele Menschen, die sich plötzlich gesund ernähren, klagen über Hautunreinheiten. Diese werden jedoch nicht für immer bleiben. Wie schon gesagt, muss der Körper sich auch umstellen, und das bedeutet erst einmal Stress für ihn. Durch Stresshormone kann es kurzzeitig zu unreiner Haut kommen, doch das geht wieder vorbei.
Der letzte wichtige Aspekt ist das ewige Märchen vom Nährstoffmangel. Wenn sich jemand schlecht ernährt, egal ob vegan oder nicht, dann führt das zu Nährstoffmangel. Wenn man sich gesund und ausgewogen ernährt, und das geht auch vegan, dann brauch man keine Angst vor einem Mangel haben. Dazu gibt es die Möglichkeit, Nahrungsergänzungsmittel zu supplementieren. Nährstoffe, bei denen eine Ergänzung Sinn macht, haben wir schon im letzten Kapitel besprochen. Ihr Körper wird positiv auf gesunde Lebensmittel reagieren, geben Sie sich einfach die Zeit, sich daran zu gewöhnen.

Kraftsport mit der veganen Ernährung

Ihre Muskeln sind ein sehr wichtiger Bestandteil Ihres Bewegungsapparates, weshalb Sie sie mit einer optimalen Versorgung der relevanten und wichtigen Nährstoffe versehen und durch gesunde Nahrungsmittel fördern sollten. Sogar in einer Ruhephase sind Ihre Muskeln aktiv und benötigen Nährstoffe. Unter diesen Nährstoffen finden Sie die drei, die für Ihre Muskeln am relevantesten sind, nämlich:

- **Kohlenhydrate**
- **Proteine bzw. Aminosäuren**
- **Mineralstoffe**

Kohlenhydrate

In manchen Ernährungslehren werden Kohlenhydrate häufig als negativ oder gar unbrauchbar dargestellt und in einigen von den Lehren sogar komplett von der Nahrungsaufnahme ausgeschlossen. Für den Muskelaufbau sind Kohlenhydrate allerdings unerlässlich, da die einzelnen Bestandteile der Kohlenhydrate Ihren Muskeln zugutekommen. Kohlenhydrate sorgen in der Bauchspeicheldrüse für eine Ausschüttung des Hormons Insulin und versorgen Ihren Körper so mit Energie. Dieser Wirkkomplex wird anabole Wirkung genannt, da Insulin eine aufbauende Funktion besitzt. Entscheidend für die optimale Versorgung mit Kohlenhydraten ist die richtige Menge derer. Sogenannte komplexe Kohlenhydrate müssen in einem etwas längeren Prozess vom Körper in einzelne Bestandteile gespalten werden, damit sie von der langen Energielieferung profitieren können und lange gesättigt bleiben.

Proteine bzw. Aminosäuren

Aminosäuren sind Bestandteile der Proteine, welche wiederum die Basis aller Prozesse zum Stoffwechsel im menschlichen Körper sind. Eine der wichtigsten Funktionen von Proteinen ist der Aufbau von Körpergewebe, beispielsweise der Muskelaufbau. Es gibt 20 Aminosäuren in den Proteinen unserer Nahrung, welche für den Menschen sehr bedeutsam sind. Von diesen 20 Aminosäuren existieren 8 (Threonin, Lysin, Phenylalanin, Tryptophan, Leucin, Isoleucin, Methionin und Valin), die als überlebenswichtig gelten, da Ihr Körper diese nicht selbst bilden kann und diese ausschließlich über die Nahrung aufnehmen kann. Von besonderer Bedeutung für den Körper sind also Aminosäuren, die einzelnen Bestandteile der Proteine und nicht das Protein selbst. Wie bereits erwähnt, sorgen sie für einen stetigen Aufbau von Muskelzellen und -fasern, weswegen die Aminosäuren durchgehend aufgebraucht und regeneriert werden. Aus diesem Grund ist eine regelmäßige Zufuhr von Proteinen bzw. Aminosäuren erforderlich und der **empfohlene Tagesbedarf von 0,8 bis 1,2 Gramm pro Kilogramm Körpergewicht** einzuhalten. Durch die vegane Ernährung wird es Ihnen möglich sein, viele unterschiedliche Proteinquellen in Anspruch zu nehmen und sinnvoll einzusetzen.

Mineralstoffe

Zusätzlich zu der Zufuhr von Aminosäuren und von Energie durch vollwertige Kohlenhydrate benötigen Ihre Muskeln auch Mineralstoffe. Mineralstoffe, wie Natrium, Calcium, Magnesium und Kalium, die unter anderem für gesundes Gewebe sorgen, finden sich hauptsächlich in unterschiedlichen Obst- und Gemüsesorten.

Die biologische Wertigkeit der Proteine

Die biologische Wertigkeit der Proteine gibt Auskunft über die Umwandlung eines über die Nahrung aufgenommenes Protein in ein **körpereigenes**. Die Qualität der Nahrung muss recht hoch sein, sodass der Körper das aufgenommene Protein nutzen und umwandeln kann. Zusätzlich sollte über die Nahrung eine ausgeglichene und recht große Aufnahme von essentiellen Aminosäuren bzw. Proteinen erfolgen. Nicht außer Acht zu lassen ist die Tatsache, dass die Aufnahme auch von Ihrem allgemeinen gesundheitlichen Zustand abhängt, was dazu führt, dass die biologische Wertigkeit nicht zwangsläufig der tatsächlichen Aufnahme von Proteinen entsprechen muss. Um einen allgemeinen Referenzwert zu erhalten, nutzt man ein Hühnerei mit einer Wertigkeit von 100. Mit diesen Werten können nun unterschiedliche Lebensmittel gegenübergestellt werden. Bei einer besseren Verwertung als bei einem Hühnerei liegt der Wert über 100, bei einer schlechteren Verwertung des zugeführten Proteins im Körper liegt der Wert unter 100. So lässt sich zwar nicht die Qualität eines Lebensmittels bestimmen, aber die des Aufbaus von einzelnen Proteinen. Die Dichte an Nährstoffen kann also trotz einer sehr guten Wertigkeit gering sein.

Achten Sie auf eine ausreichende Kalorien- bzw. Kohlenhydrataufnahme!

Für eine ausreichende Menge an gesunder Energie für Ihren Körper brauchen Sie eine bestimmte Menge an Kilokalorien pro Tag. Die richtige Energiemenge ist notwendig, um das Aufrechterhalten der wichtigsten Funktionen Ihres Körpers gewährleisten zu können. Da Sie im Laufe des Tages ebenfalls einige Kalorien verbrennen bzw. Energie verbrauchen, sollten Sie auf eine moderate aber genügende Menge von Energie (Kalorien bzw. Kohlenhydrate) achten. Vor allem während des Muskelaufbaus ist es ratsam, mehr Energie zu sich zu führen als Sie verbrauchen. Fast Food und ungesunde Lebensmittel sollten Sie vermeiden und Ihrem Körper stattdessen eine hochwertige und ausgewogene Menge an gesunden Lebensmitteln und Kalorien bzw. Kohlenhydraten bieten. **300 bis 500 Kilokalorien mehr sollten Sie täglich zu sich nehmen, um den Muskelaufbau zu unterstützen.**

Nehmen Sie Fett auf, um Muskeln aufzubauen!
Hochwertige Fette nehmen beim Muskelaufbau einen wichtigen Teil ein, denn nur durch die Aufnahme von notwendigen Nährstoffen, kann Ihr Körper leisten, was er leisten soll. Nur vorsichtig: Fette unterscheiden sich, weswegen Sie auf die Art des Fettes achten sollten. Als Sportler/-in sind vor allem mehrfach ungesättigte Fettsäuren und viele Omega-3-Fettsäuren, welche ebenfalls zu den essentiellen Fettsäuren gehören, einzunehmen. Darum ist die Aufnahme über die Nahrung unabdingbar für den Körper. Omega-3-Fettsäuren sind vor allem relevant für einen optimalen Stoffwechsel und sind dadurch auch optimal für den Muskelaufbau, was dann wieder zu einem gesunden Herz-Kreislauf- und Immunsystem führt. Diese Fettsäuren finden sich reichlich in pflanzlichen Lebensmitteln.

Vegane Eiweißquellen

Viele Lebensmittel enthalten eine hohe Menge an Proteinen. Pflanzliche Proteinquellen sind z. B. Tofu, Linsen, Bohnen, grünes Blattgemüse, vielerlei Samenarten und Quinoa. Hanfsamen, Kürbiskerne oder Erdnüsse enthalten ebenfalls viele Proteine, aber auch eine hohe Menge an Fett, weswegen sie nur in Maßen verzehrt werden sollten. Jedes Lebensmittel bietet Ihnen viele unterschiedliche Nährstoffe, weswegen Sie nicht nur auf eines achten oder sich nur auf die Proteine fixieren sollten. Als Beispiel nehmen wir eine Walnuss: Pro 100 Gramm an Walnüssen erhalten Sie 17 Gramm Proteine, allerdings erhalten Sie auch viele Omega-3-Fettsäuren und Vitamin E, was beides relevant für Ihren Körper ist. Außerdem zu beachten gelten die Garmethoden. Beim Kochen oder Garen bleiben nämlich nicht alle Nährstoffe enthalten. Trotzdem ist es problemlos möglich, auf vegane Art und Weise eine hervorragende Proteinversorgung zu erzielen, auch wenn hierfür einige Dinge beachtet werden sollten:

Eine Grenze der Kalorienzufuhr sollte stetig beachtet und nicht überschritten werden. Sorgen Sie für eine ausreichende Menge an Hülsenfrüchten in Ihrem Speiseplan, da sie für Ihren Körper eine nicht unwichtige Menge an Lysin, einer essentiellen Aminosäure, und somit einen wertvollen Lieferanten darstellt. Da Samen und Nüsse aufgrund ihres hohen Fettgehalts einen erhöhten Kilokalorienanteil liefern, sollten diese trotz ihrer großen Menge an Proteinen nur in Maßen genossen werden. Für den Aufbau von Muskelproteinen ist Lysin außerordentlich wichtig, weswegen Sie auch Amaranth oder Quinoa in Ihren Alltag integrieren sollten. Der nächste wichtige Punkt ist die Qualität der Nahrungsmittel. Kaufen Sie, sofern es Ihnen möglich ist, in Demeter- oder Bio-Qualität, um möglichst unverarbeitete und frische Lebensmittel zu erhalten. Ebenfalls wichtig ist es, einen abwechslungsreichen Speiseplan zu erstellen. In seltenen Fällen kann durch eine eintönige Zufuhr von Nährstoffen durch immer den gleichen Lebensmitteln ein Mangel an Proteinen entstehen. Zwar tritt dieser Fall nur sehr selten ein, er sollte aber trotzdem bedacht werden und mit einer abwechslungsreichen Kost umgangen werden. Zuletzt sollten Sie beachten, dass Sie über den Tag verteilt unterschiedlichste Proteinquellen- und Kombinationen nutzen, da einzelne pflanzliche Lebensmittel nicht immer oder nur in geringer Dosis alle wichtigen, essentiellen Aminosäuren beinhalten. Die Einhaltung und Beachtung dieser aufgezählten Punkte sorgen für einen ausgeglichenen und optimalen Nährstoffgehalt in Ihrem Körper. Denn viele bekannte Sportler zeigen uns ständig aufs Neue, dass ein erhöhter Bedarf an Proteinen durch die rein pflanzliche Ernährung vollständig gedeckt werden kann.

Wichtige Vitamine und Nährstoffe für Veganer

Der Körper braucht stetig Nährstoffe und Vitamine, um lebensfähig zu sein. Bei einem Mangel können verschiedene Symptome auftreten und im schlimmsten Fall sogar eine chronische Krankheit auslösen.

Die optimale Versorgung mit allen Nährstoffen ist für eine ideale Ausführung aller Körperfunktionen erforderlich. Neben der **ausreichenden Zufuhr von Omega-3-Fettsäuren** ist es zusätzlich von großer Bedeutung, während der veganen Ernährung auf die **ausreichende Einnahme von Vitamin B12 und B2 und den Mineralstoffen Zink und Eisen** zu achten. Jede Ernährungsform birgt einen Mangel an Jod, Calcium und Vitamin D, weswegen Sie auch darauf achten sollten.

Die Aufnahme von essentiellen Nährstoffen, welche nicht nur durch tierische, sondern auch durch pflanzliche Produkte stattfinden kann, ist momentan an eine Sonderbedingung geknüpft, da **Vitamin B12 bei einer pflanzlichen Ernährung nur in sehr geringen Mengen zur Verfügung steht.** Am einfachsten und vor allem am ratsamsten ist es hierbei, diesen Bedarf durch Nahrungsergänzungsmittel zu decken. Vitamin B12 sorgt unter anderem für den Schutz der Nerven, welche für die Muskeln von Bedeutung sind, unterstützt die Bildung von roten Blutkörperchen und hilft einen konstanten und normalen Energiestoffwechsel einzuhalten. Zusätzlich werden durch Vitamin B12 die Kraft, Motivation und Konzentration gesteigert, weshalb es ebenfalls beim Aufbau von Muskeln sehr hilfreich sein kann. Obwohl jeder Mensch unabhängig von seiner Ernährung von einem Mangel betroffen sein kann, neigen vor allem aber Veganer dazu. Der Dünndarm des Menschen ist nur minimal dazu ausgelegt, die Aufnahme von Vitamin B12 zu verwirklichen. Deshalb ist es sinnvoll, sich ein gut erforschtes und gesundes Nahrungsergänzungsmittel zu besorgen und dieses einzunehmen, da dies wesentlich sicherer und günstiger ist. Sobald in Ihrem Körper ein Mangel entsteht, wird der Aufbau von Muskeln sehr beschränkt und kann im schlimmsten Fall gar nicht oder nur minimal stattfinden.

Es hängt sehr stark von dem Aufbau der Ernährungsweise ab, ob das wichtige Vitamin B2 dem Körper ausreichend zugeführt wird. Eine gut geplante Ernährung und Umsetzung der Mahlzeiten sind also unabdingbar für einen optimal gedeckten B2-Haushalt. Mandeln, Champignons, Cashewkerne und Kürbiskerne sind einige von den pflanzlichen Vitamin B2-Versorgern, die Sie in Ihre Ernährung integrieren können.

Ihr Körper ist nicht in der Lage dazu, langkettige **Omega-3-Fettsäuren wie Eicosapentaensäure (EPA) und Docosahexaensäure (DHA)** herzustellen und ist deshalb auf die separate Zufuhr angewiesen. Wie bei vielen Menschen ist Ihr Omega-6-Haushalt ausreichend gedeckt, die Omega-3-Aufnahme hingegen gestaltet sich in der pflanzlichen Ernährungsform schwieriger und oftmals als zu gering. Für Ihre Gesundheit ist es allerdings überaus wichtig, das ideale Verhältnis zwischen diesen Fettsäuren zu finden und auf dieses zu achten. Leinöl, Chiasamen oder Hanföle bieten diese Fette. Die Fettsäuren in den Fischen entstehen durch deren Aufnahme von Mikroalgen, also ganz zu Beginn der Nahrungskette. Hier sollten auch Sie ansetzen und Algenöle nutzen. Das ideale Verhältnis zwischen Omega 3 und 6 liegt bei 1:5.

Ein weiterer, **unabdingbarer Nährstoff ist Eisen**, da er für den Transport von Sauerstoff im Blut von Bedeutung ist. Zusätzlich reguliert er die Immun- und Gehirnfunktion. Über Sesam, Kürbiskerne, grünem Gemüse, Linsen, Tofu und Haferflocken können Sie Ihrem Körper genügend Eisen zuführen. Die Aufnahme von Eisen im Körper wird Mithilfe von Beta-Carotin oder Vitamin C verstärkt, weswegen Sie für eine zusätzliche Aufnahme sorgen sollten.

Bei einzelnen Personen kann es aber auch nützlich sein, Eisen im Körper durch Nahrungsergänzungsmittel zu ergänzen.

Nach Eisen ist **Zink das häufigste Spurenelement**, welches sich im menschlichen Körper befindet. 60% des Zinkgehalts im Körper steckt in den Muskeln. Dass es für den Muskelaufbau sehr wichtig ist, liegt also unter anderem daran. Auch mit der veganen Ernährung ist es also möglich, mit der Hilfe von Tempeh, fermentierte Lebensmitteln, Sauerteigbroten, Haferflocken, Kürbiskernen, Sojaprodukten, Sesam und Hülsenfrüchten diesen Zinkbedarf zu decken. Dabei ist es individuell zu betrachten und von Ihrer Auswahl der Lebensmittel abhängig, ob Sie es supplementieren sollten.

Tagesbedarf beim Muskelaufbau

Ein Großteil hängt von unserer Ernährung ab. Wir können noch so viele Stunden im Fitnessstudio oder auf dem Fahrrad verbringen, wie wir wollen. Denn wenn wir zu viel oder zu wenig essen, nur ungesunde Nahrung zu uns nehmen und keinen Wert auf den Nährwertbedarf legen, dann können wir unseren Körper nicht in seine optimalste Form bringen.

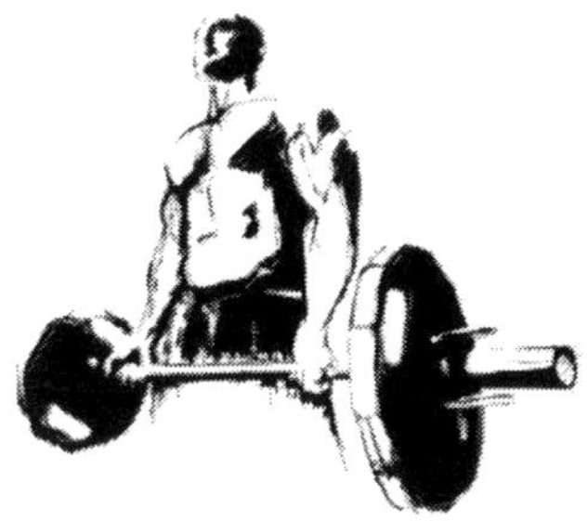

Der Kalorienbedarf

Mit der Nahrung führen wir uns die nötige Energie und die Baustoffe zu, die der Körper braucht, um Leistung zu erbringen und Muskeln aufzubauen. Die Energie bekommt unser Körper in Form von Kalorien.
Diese Kalorien unterteilen sich in Kohlenhydrate, Fette und Eiweiße, die wir mit der Nahrung aufnehmen.
Jeder Mensch hat einen eigenen Kalorienbedarf, der von Größe, Gewicht und Aktivität abhängig ist.
Der Verbrauch wird eingeteilt in den Grundumsatz (die Kalorien, die Ihr Körper für seine Funktionen verbraucht, auch im Schlaf) und dem Aktivitätslevel, welche man beide zusammenrechnen muss
Im Folgenden finden Sie eine Formel, mit der Sie Ihren individuellen Kalorienverbrauch ermitteln können.

Um den Grundumsatz an Kalorien zu berechnen, gibt es eine Faustregel:
Frauen: **(1 Kalorie pro kg Körpergewicht pro Stunde) X 0,8**
Männer: **1 Kalorie pro kg Körpergewicht pro Stunde.**
Bei einen Mann mit 70kg Körpergewicht wären das: 1 x 70kg x 24 Std. = 1680 Kalorien Grundumsatz.

Danach bestimmen Sie bitte Ihr körperliches Aktivitätslevel (PAL-Wert). Das ist ein Wert, der beschreibt, wie viel Sie sich über den Tag bewegen.

- überwiegend sitzende Tätigkeiten, Bürojob: PAL-Wert 1,4
- teilweise stehende/gehende Aktivitäten, ab und zu Sport: PAL-Wert 1,7
- meistens in Bewegung, öfter Sport: PAL-Wert 2,0
- viele regelmäßige sportliche Aktivitäten, körperlich fordernder Beruf: PAL-Wert 2,4

Ihren vollständigen Kalorienbedarf erfahren Sie nun, wenn Sie die beiden errechneten Werte miteinander multiplizieren:
Kalorienbedarf = Grundumsatz X PAL-Wert
Nehmen wir an, die Person aus unserem Beispiel würde ab und zu zum Sport gehen. So ergibt sich ein Kalorienbedarf von: 1680 Kalorien X 1,7 = 2856 Kalorien pro Tag.

Das ist die gesamte Kalorienanzahl, die Sie am Tag zu sich nehmen müssen, um Ihr Gewicht zu halten.
Wenn Sie abnehmen wollen, dann versuchen Sie, jeden Tag ca. 200-400 Kalorien zu reduzieren.
Wenn Sie Muskeln aufbauen wollen, dann müssen Sie täglich 200-400 Kalorien mehr zu sich nehmen.

Eiweiß-, Kohlenhydrat- & Fettbedarf

Die Aufteilung der Makronährstoffe Fett, Eiweiß und Kohlenhydrate ist sehr wichtig für den Muskelaufbau. Wie schon in vorherigen Kapiteln erwähnt, brauchen wir genug Proteine und ein bestimmtes Verhältnis der 3 Nährstoffgruppen, um stetig Muskeln aufbauen zu können. Über jedem Rezept in diesem Buch finden Sie eine Tabelle mit den jeweiligen Kalorien und Makronährstoffen des Gerichts. Nutzen Sie diese, um zu kontrollieren und nachzurechnen, ob Sie sich an Ihren Bedarf halten und Sie diesen auch nicht überschreiten.
Es folgen nun 3 kleine Formeln um seinen Makronährstoff-Bedarf zu errechnen:

Eiweiß: 2g pro kg Körperwicht
(Beispiel: 2g X 70kg = 140g Eiweiß pro Tag)

Kohlenhydrate: 5 g pro kg Körpergesicht
(Beispiel: 5g X 70kg = 350g Kohlenhydrate pro Tag)

Fett: 1 g pro kg Körpergewicht
(Beispiel: 1g X 70kg = 70g Fett pro Tag

Sie sollten immer versuchen, Ihre Bedarfe zu decken und sollten das auch nachkontrollieren Passt es mal einen Tag lang nicht, ist dies keine Katastrophe! Es sind alles Richtwerte, die Ihnen helfen sollen, die richtigen Mengen zu essen. Mit der Zeit werden Sie immer mehr ein Gefühl dafür bekommen, welche Nahrungsmittel Sie brauchen, und wieviel Sie von denen brauchen.

Einkaufs-Leitfaden für Veganer

Alternativen für Milch

- Hafermilch
- Sojamilch
- Reismilch
- Kokosmilch

(gibt es im Supermarkt, zum Teil aber auch in den großen, bekannten Discountern zu kaufen)

Alternativen für Honig

- Ahornsirup
- Rübensaft/Zuckerrübensirup
- Agavensirup/Agavendicksaft

(gibt es im Supermarkt zu kaufen oder in jedem Biomarkt)

Alternativen für Butter, Käse, Joghurt und Quark

- Joghurt: Soja- oder Lupinenjoghurt (auch teils im Supermarkt zu finden)
- Veganer Mozzarella und Käse, zum Beispiel Marke „Bedda“ (Biomarkt bzw. Supermarkt)
- „Alpro“ hat eine große Auswahl (im Supermarkt und Biomarkt)
- Alternative Pflanzenmargarine (in jedem Supermarkt)
- Butter mit vollem Geschmack: Marke „Alsan“ (im Biomarkt)
- Kokosjoghurt (im Reformhaus)

Alternativen für Fleisch und Eier

- Für Fleisch: Sojaprodukte (zum Beispiel Sojaschnitzel oder Tofu; Lupinenschnitzel, vegane Schnitzel oder Steaks aus Erbsen-/Reis-/Weizenprotein)
- Pilze (besonders guter Geschmack, lecker angebraten)
- Seitan (zum Beispiel Seitan-Schnitzel, Biomarkt)
- Ei-Ersatz zum Backen (Reformhaus)
- Tempeh (zu kaufen am Stück, muss angebraten werden, Biomarkt)
- Bohnen, Erbsen und Linsen (pflanzliche Eiweißbomben)

Sojaprodukte finden Sie oftmals schon in den größeren, gut sortierten Discountern für geringes Geld. Speziellere Produkte (z. B. Lupinenfleisch) gibt es eher in Bio- und Reformhäusern.

Wie finde ich das richtige Training für mich?

Um Muskeln aufzubauen, ist ein Krafttraining mit Maximalkraft notwendig, sodass das Muskelwachstum schnellstmöglich angesprochen wird. Es gilt also: höchste Gewichte mit kurzen Wiederholungen.

Unterschied zwischen AEROBEM & ANAEROBEM TRAINING

Der größte Unterschied zwischen den beiden Trainingsarten besteht in erster Linie darin, dass das aerobe Training viel Sauerstoff für das Verbrennen von Kohlenhydraten verbraucht. So wird im Umkehrschluss Energie für erneute Arbeit der Muskeln hergestellt. Die roten Muskelfasern dienen bei der Aufnahme von Sauerstoff unterstützend.

Schnelle, intensive und hoch belastete Trainingseinheiten stellen das anaerobe Training dar. Für das Training benötigt Ihr Körper eine wesentlich höhere Menge an Energien. Die aerobe Energiegewinnung ist nicht mehr ausreichend.

Der anaerobe Energiestoffwechsel sorgt für einen Anstieg des Laktatwerts, was durch die sauerstofflose Umwandlung von Kohlenhydraten mit Milchsäuregärung in Energie entsteht.

Um zu erkennen, ob man anaerob oder aerob trainiert und wie intensiv dieses Training ist, kann man den Milchsäuregehalt im Blut messen. Dafür gibt es einen Grenzwert, der bei etwa vier Millimol pro Liter liegt.

Welches Training eignet sich für welche Ziele am optimalsten?

- **Anaerobes Training: Optimal für den Muskelaufbau und eine Leistungssteigerung!**

- **Aerobes Training: Ist geeignet für die Gewichtsreduzierung und Fettverbrennung!**

Die eine Trainingsform schließt die andere allerdings nicht aus. Ganz im Gegenteil ist es eher ratsam, sich mit beiden Trainingsarten zu beschäftigen, den Fokus aber beim Muskelaufbau trotzdem auf das anaerobe Training zu richten.

Motivationstipps für Sportler

Wir alle kennen die Phasen, in denen wir uns kaum zum Sport aufraffen können. Es gibt immer Hochs und Tiefs. Und genau in diesen Tiefphasen ist es besonders wichtig, sich selbst motivieren zu können.
Der sportliche Erfolg hängt auch davon ab, wie mental stark wir sind, da es wichtig ist, in schwierigeren Zeiten das Ziel nicht aus den Augen zu verlieren.
Deshalb bekommen Sie hier 10 Motivationstipps an die Hand, die Sie sich immer wieder durchlesen können, wenn Sie in einem Motivations-Tief feststecken.

Setzen Sie sich kleine, realistische Ziele.
Es ist sehr wichtig, dass Sie sich darüber klar werden, was genau Ihr sportliches oder gesundheitliches Ziel ist, und wie Sie es erreichen können. Sie wollen 10kg abnehmen? Dann teilen Sie sich dieses große Ziel in mehrere kleine Etappen ein. Zum Beispiel könnten Sie festlegen, dass Sie jeden Monat 2kg verlieren möchten. Auf diese Weise hätten Sie in einem halben Jahr Ihr Ziel erreicht. Schätzen Sie sich und Ihre Leistungen realistisch ein, damit keine Frustration aufkommt.

Suchen Sie sich einen Trainingspartner oder Trainer.
Für viele Menschen ist es vor allem am Anfang nicht leicht, sich alleine zu motivieren. Für all diejenigen gibt es die Möglichkeit, sich einen Trainingspartner zu suchen. Zu zweit macht das Trainieren gleich viel mehr Spaß und man kann sich gegenseitig anspornen. Fragen Sie in Ihrem Bekanntenkreis oder in der Familie nach, es findet sich sicherlich jemand, der Lust auf Sport hat. Ansonsten gibt es bei Facebook auch entsprechende Gruppen.

Legen Sie sich schönes Equipment zu, auf das Sie sich freuen.
Man sollte seine Sportsachen in der Wohnung am besten immer im Blick haben. Legen Sie sich abends Ihre Sport-Klamotten schon ans Bett, so haben Sie sie morgens gleich parat. Außerdem ist es super motivierend, wenn man sich beispielsweise eine neue schöne Sport-Leggings oder neue Sport-Schuhe kauft, in denen man sich wohl fühlt.

Nutzen Sie einen Trainingsplan und halten Sie Fortschritte fest.

Wenn Sie ohne Plan mit dem Sport starten, werden Sie schwer merken, ob Sie schon Fortschritte gemacht haben. Ebenso sollten Sie sich immer Ihren aktuellen Stand notieren. Führen Sie dafür am besten ein kleines Trainingstagebuch, in das Sie regelmäßig Ihren Fortschritt hineinschreiben und somit festhalten. Es kann unglaublich motivierend sein, nach ein paar Wochen durch das Büchlein zu blättern und seine Erfolge zu sehen.

Suchen Sie sich die passende Sportart.

Es bringt nichts, wenn der Gedanke an Sport Ihnen ein unschönes Gefühl bereitet, und Sie überhaupt keine Lust darauf haben. Es gibt extrem viele Sportarten heutzutage, wovon für jeden etwas dabei ist! Sie müssen sich nicht ins Fitnessstudio quälen. Für den Muskelaufbau eignen sich unter anderem folgende Sportarten: Gewichtheben, Körpergewichts-Training, Cross-Fit, Calisthenics, Kampfsport, Boxen oder auch Yoga.

Belohnen Sie sich.

Nachdem Sie Ihr großes Ziel in kleine Etappen eingeteilt haben, ist es wichtig zu planen, wie Sie sich belohnen wollen. Überlegen Sie sich für jedes erreichte Etappen-Ziel eine kleine Belohnung, auf die Sie sich freuen. Das kann etwas sein, das Sie sich schon lange kaufen wollten, ein Wellness-Tag oder ein besonderes Essen.

Motivierende Videos und Influencer

Da wir alle sowieso täglich Social Media konsumieren, können wir das auch ganz einfach für das Erreichen unserer Ziele nutzen. Suchen Sie bei Youtube, Facebook oder Google nach Videos und Blogs zum Thema Muskelaufbau, die Sie interessieren. Auch bei Instagram können Sie täglich interessante Menschen verfolgen, die die gleichen Ziele wie Sie haben. Das motiviert, und meistens erfährt man noch viel Neues!

Hören Sie Musik.

Mit Musik auf den Ohren kann man beim Sport sehr gut abschalten und sich auf das Wesentliche konzentrieren. Wenn man dann auch noch motivierende, aufputschende Musik hört, dann kann man nicht mehr stillsitzen und die Sportübungen machen sich wie von alleine.

Routine ja – Lageweile nein.

Wie schon erwähnt, ist es wichtig sich feste Ziele zu setzen und auch feste Sportzeiten einzuhalten. Durch die Routine fällt es uns immer leichter am Ball zu bleiben. Allerdings sollte es einem dabei nicht langweilig werden. Nicht nur für die Motivation, sondern auch für den Körper ist es wichtig, immer wieder neue Übungen einzubauen, sein Training abwechslungsreich zu gestalten, und sich immer wieder auf neue Art und Weise zu fordern.

Sportlich durch den Tag.

Wir sollten uns mit der Fitness nicht nur auf 1-2 bestimmte Stunden am Tag oder in der Woche beschränken. Wir sollten eher versuchen, unser Leben allgemein auf Fitness auszurichten. Wir haben die Möglichkeit uns über den ganzen Tag für sportliche Aktivitäten zu entscheiden. Nehmen Sie Ihr Rad, anstatt wieder mit dem Auto zu fahren! Gehen Sie öfter mal eine Runde draußen spazieren! Und nehmen Sie einfach die Treppen, anstatt im Aufzug zu stehen. Kleine Veränderungen haben eine große Wirkung.

Sixpack-Trainingsplan

Anschließend finden Sie einen Trainingsplan für den Aufbau Ihres persönlichen Traum-Sixpacks. Der folgende Plan ist aufgrund seiner Intensität für Fitness-Kenner und Fortgeschrittene geeignet.

Für den Plan brauchen Sie ein einfaches Springseil und einen Ball mit Gewicht. Umso höher das Gewicht des Balls ist, desto erfolgreicher wird sich der Trainingserfolg darstellen.

Sie sollten sich vor jedem Trainingsbeginn aufwärmen, da dies dringend notwendig und entscheidend für den Erfolg Ihres Trainings ist. Genauso wichtig ist es, dass Sie sich zum Schluss wieder abwärmen, sodass Ihr Kreislauf herunterfahren und Ihr Körper besser regenerieren kann.

Der Plan ist ein eigenständiger Trainingsplan, welcher für Ihren Bauch geeignet ist, jedoch wird empfohlen, ihn in einen Ganzkörper-Training zu integrieren.

Kleine Trainings-Übersicht:

Montag: Training
Dienstag: Regeneration
Mittwoch: Training
Donnerstag: Regeneration
Freitag: Training
Samstag: Extra-Training (darf aber bei Bedarf der Erholung ausgelassen werden)
Sonntag: Regeneration

Aufwärmen (Vor jedem Training durchführen)

Übung	Sätze	Wiederholungen	Pause
5 Min. schnelles Gehen		In einem Durchgang	
Leichte Kniebeugen	3 a 60 Sek.	15	-
Sprungseil	3 a 60 Sek.	15	-

Sixpack-Training für Fortgeschrittene

Übung	Sätze	Wdhg.	Pausen
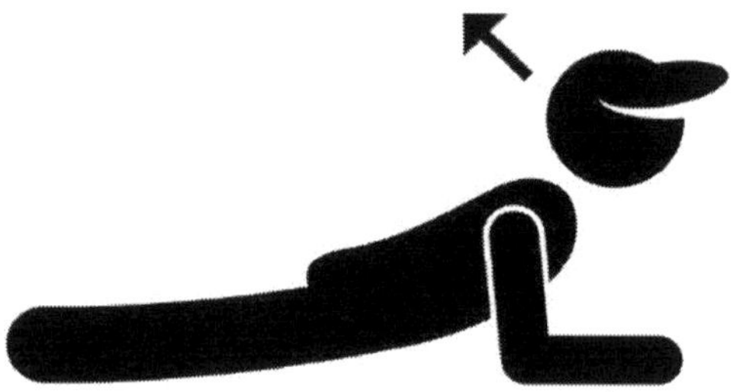 Kraulen (auf den Bauch legen, Brust vom Boden anheben, Po anspannen und dann Arme anheben und mit den Armen weite Kraulbewegungen machen, ohne dabei den Boden zu berühren)	2	8-12	10 Sekunden
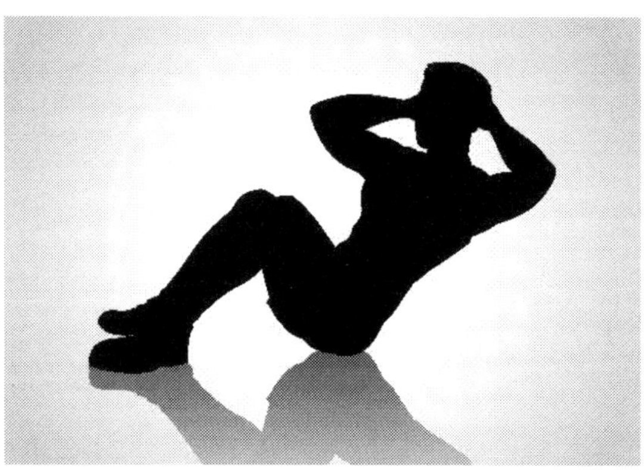 Sit-ups (auf den Rücken legen, Beine angewinkelt, langsam auf- und abrollen, dabei den Oberkörper so hoch wie möglich bringen)	3	8-12	10 Sekunden

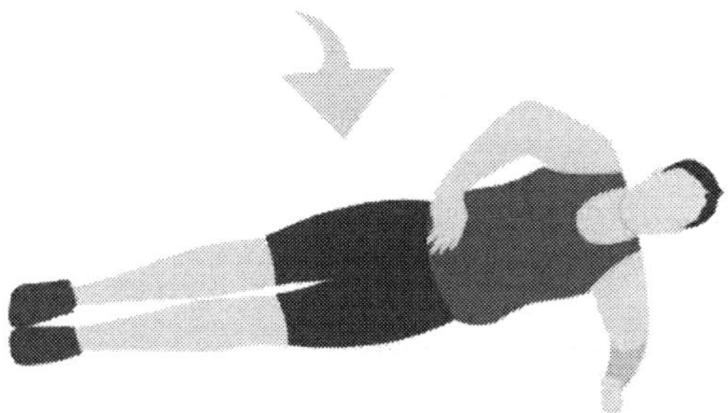 Seitliches Körperbrett (auf die Seite legen, mit dem Unterarm abstützen und dann den Rest des Körpers hochdrücken – nur auf den beiden Fußkanten zusätzlich abstützen – beide Seiten machen)	2	20-120 Sek. halten	10 Sekunden
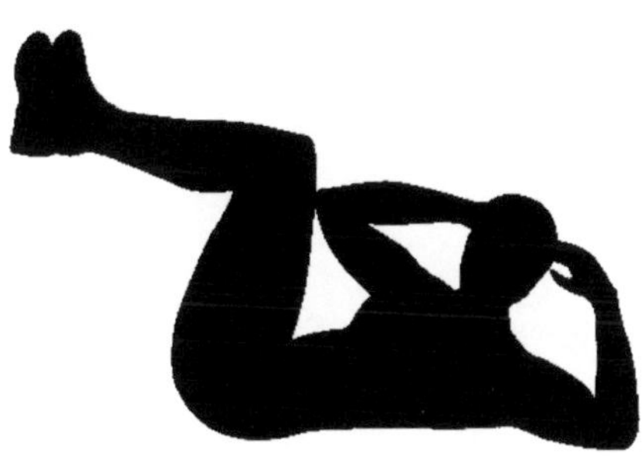 Seitliche Crunches (s. Sit-ups, Unterschied: Beine anheben im rechten Winkel, rechte Schulter zum linken Knie führen und andere Seite)	2	8-12	10 Sekunden

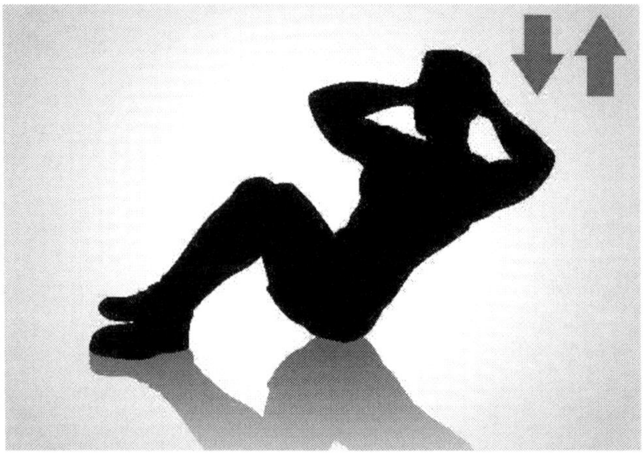 Sit-ups Pushes (s. Sit-ups, Unterschied: Oben mit dem Oberkörper bleiben und ganz schnelle kleine Auf- und Ab-Bewegungen machen)	3	8-12	10 Sekunden
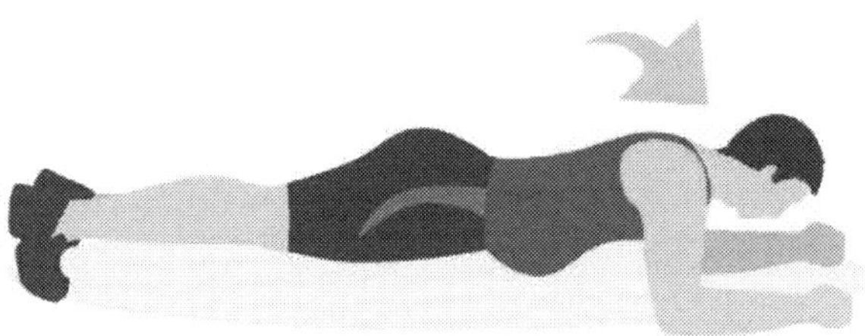 Körperbrett (auf den Bauch legen, mit beiden Unterarmen abstützen, Bauch anspannen, Körper anheben und nur mit Fußspitzen abstützen)	2	8-12	10 Sekunden

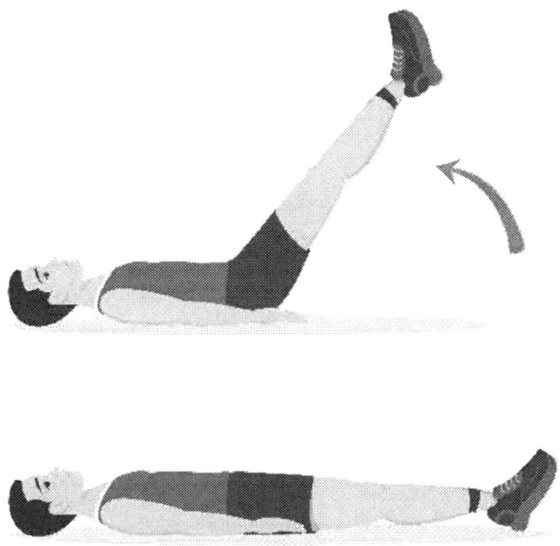 Beine anheben und halten (auf den Rücken legen, Rücken und Arme fest in den Boden drücken, beide Beine anheben und ungefähr auf 45 Grad HALTEN)	2	20-120 Sek. halten	10 Sekunden
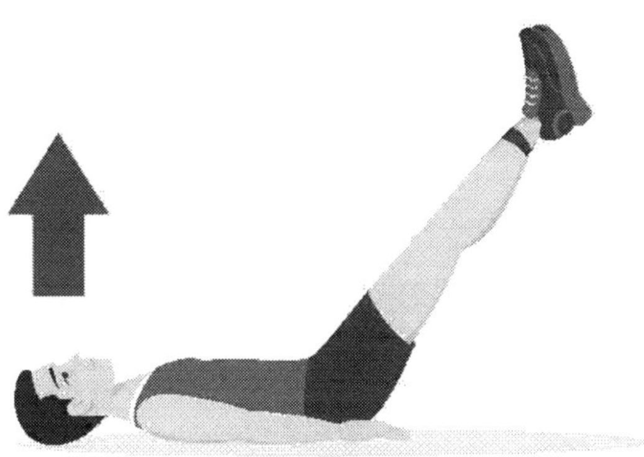 Sit-ups mit Beinen in der Luft (Beine durchstrecken und in der Luft halten auf ungefähr 45 Grad, dann Sit-ups durchführen nur aus dem Oberkörper)	2	8-12	10 Sekunden

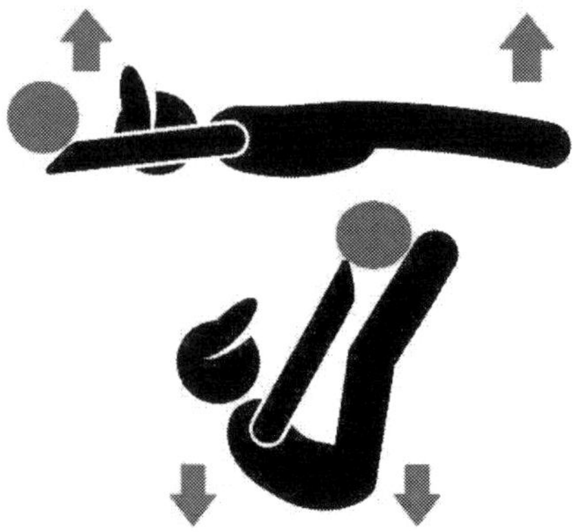 Sit-ups mit Ball (Arme nach hinten ausstrecken und Beine langmachen, Ball in die Hände nehmen, Ball zur Mitte führen, während man beide Beine gleichzeitig anhebt – synchron zu den Armen. In der Mitte dann den Ball den Füßen übergeben und Beine und Arme gleichzeitig langmachen – kurz über dem Boden stoppen (Boden nicht berühren) und wiederholen	2	8-12	10 Sekunden
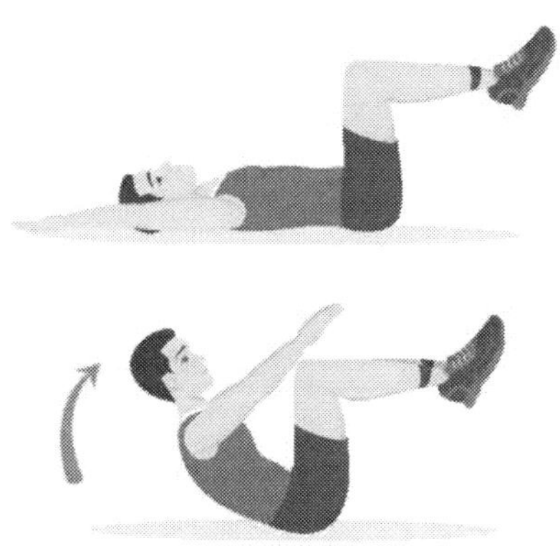 Sit-ups in der Luft (Beine anheben im angewinkelten Zustand und oben lassen – dann Oberkörper hoch und ebenfalls halten. Knie und Oberkörper sind möglichst nah beieinander und in dieser Position dann ganz kleine schnelle Auf- und Ab-Bewegungen machen)	3	20-120 Sek. halten und pushen	10 Sekunden

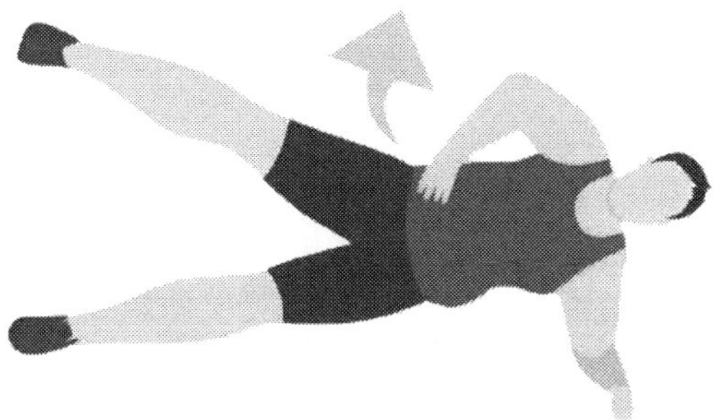 Seitliches Körperbrett Pushes (s. Seitliches Körperbrett, Unterschied: Das obere Bein weg vom Boden und ausstrecken, mit Taille bzw. Rumpf kleine schnelle Auf- und Ab-Bewegungen machen)	2	20-120 Sek. halten und pushen	10 Sekunden

Cool-Down (Abwärmen nach jedem Training)

Übung	Sätze	Wdhg.	Pause
Spazieren gehen	**In einem Durchgang**	**Keine**	**Keine**
Beine lockern mit Kick nach vorn	**3 Sätze**	**10**	**20 Sek.**
Beinvorderseite dehnen (hüftbreiter Stand, abwechselnd links und rechts die Ferse zum Po ziehen)	**In einem Durchgang**		**Keine**
Beinrückseite dehnen (hüftbreiter Stand, Knie durchgestreckt, Fingerspitzen zum Boden)	**In einem Durchgang**		**Keine**
Brust dehnen (Arme links und rechts öffnen, Brust rausdrücken)	**In einem Durchgang**		**Keine**
Bauch dehnen (beide Arme nach oben ziehen, Bauch lang machen/strecken)	**In einem Durchgang**		**Keine**

14 Tage Ernährungsplan für den Muskelaufbau

Nun folgt ein vollständiger Ernährungsplan zum Muskelaufbau für 14 Tage. Er setzt sich zusammen aus Rezepten fürs Frühstück, Mittagessen, einer Zwischenmahlzeit und dem Abendessen. Alle Rezepte in diesem Buch sind nummeriert. Im Ernährungsplan steht vor jedem Gericht die Rezept-Nummer, damit Sie das zugehörige Rezept schnell finden können. Es wird hier von einem durchschnittlichen Kalorienbedarf von knapp über 2.000 kcal ausgegangen, an dem Sie sich orientieren können. Im Kapitel „Tagesbedarf an Eiweiß und Fett" finden Sie eine Anleitung um Ihren genauen Bedarf zu berechnen. Die Gerichte sind so ausgewählt, dass die Nährwertbedarfe für den Tag gedeckt sind. Die Gesamtkalorienanzahl aller Mahlzeiten des Tages finden Sie in der jeweiligen Tabelle im Ernährungsplan. Sollten Sie aufgrund einer verstärkten sportlichen Aktivität einen höheren Bedarf haben, dann greifen Sie gerne zu weiteren gesunden proteinreichen Snacks aus diesem Buch. Über jedem Rezept finden Sie eine Nährwerttabelle, um weitere Snacks auf Ihre Kalorienbilanz zu addieren. Ein Tipp von mir sind die Proteinriegel (Rezept Nr. 83), von denen können Sie gleich ein ganzes Blech backen und diese dann in einer Dose verwahren. Schnappen Sie sich nach dem Sport einen dieser leckeren kalorienarmen Riegel, um Ihren erhöhten Proteinbedarf zu decken.

Tag 1

Frühstück: Nr. 15 – Protein-Pfannkuchen „Schoko-Beeren"
Mittagessen: Nr. 21 – Gulasch aus Tofu mit Auberginen
Zwischenmahlzeit: Nr. 114 – Schoko-Bananen-Smoothie
Abendessen: Nr. 58 – Süßkartoffel aus dem Ofen

Gesamtkalorien	2233 kcal
Fett	68,5g
Kohlenhydrate	241,9g
Eiweiß	142,8g

Tag 2
Frühstück: Nr. 6 - Rührtofu
Mittagessen: Nr. 20 – Protein-Bowl
Zwischenmahlzeit: Nr. 120 - Proteinbombe
Abendessen: Nr. 46 – vegane Chicken-Wings

Gesamtkalorien mit Snack	2043,3kcal
Fett	77,5g
Kohlenhydrate	207,1g
Eiweiß	115,3g

Tag 3
Frühstück: Nr. 7 – Beeren-Frühstück
Mittagessen: Nr. 23 – Pilzsoße mit Süßkartoffeln
Zwischenmahlzeit: Nr. 80 – klassischer Protein-Grießbrei
Abendessen: Nr. 59 – vegane Burger

Gesamtkalorien mit Snack	2103,7 kcal
Fett	92,2g
Kohlenhydrate	219,1g
Eiweiß	87,3g

Tag 4
Frühstück: Nr. 2 – Chia-Pudding
Mittagessen: Nr. 32 – vegane Spaghetti Bolognese
Zwischenmahlzeit: Nr. 111 – Schokoladen-Shake
Abendessen: Nr. 62 – Gemüse-Quiche

Gesamtkalorien	2132,5 kcal
Fett	90,3g
Kohlenhydrate	234,4g
Eiweiß	81,6g

Tag 5
Frühstück: Nr. 5 – Protein-Müsli
Mittagessen: Nr. 34 – Reis mit Bohneneinlage
Zwischenmahlzeit: Nr. 80 – klassischer Protein-Grießbrei
Abendessen: Nr. 48 – Tempeh-Bällchen

Gesamtkalorien	2287,4 kcal
Fett	79,5g
Kohlenhydrate	278,2g
Eiweiß	96,1g

Tag 6
Frühstück: Nr. 16 Kokos-Frucht-Porridge
Mittagessen: Nr. 35 – Tofu-Eintopf mit Linsen
Zwischenmahlzeit: Nr. 70 - Minestrone
Abendessen: Nr. 65 – klassischer Kartoffelsalat

Gesamtkalorien	2082,3 kcal
Fett	92,9g
Kohlenhydrate	198,0g
Eiweiß	93,3g

Tag 7
Frühstück: Nr. 8 – Frühstücksmilch
Mittagessen: Nr. 38 – gefüllte Paprika
Zwischenmahlzeit: Nr. 120 – Protein-Bombe
Abendessen: Nr. 63 - Gemüse-Tofu-Pfanne

Gesamtkalorien	2139,8 kcal
Fett	93,7g
Kohlenhydrate	194,6g
Eiweiß	114,3

Tag 8

Frühstück: Nr. 13 – Proteinquark „Bratapfel-Art"
Mittagessen: Nr. 39 – Seitan-Gemüse-Ragout
Zwischenmahlzeit: Nr. 111 – Schokoladen-Shake
Abendessen: Nr. 67 – Grünkohl-Salat mit Quinoa und Buchweizen

Gesamtkalorien	2086,2 kcal
Fett	79,2g
Kohlenhydrate	207,4g
Eiweiß	116,2g

Tag 9

Frühstück: Nr. 14 – Frühstücks-Muffins
Mittagessen: Nr. 42 – vegane Chili sin Carne
Zwischenmahlzeit: Nr. 114 – Schoko-Bananen-Smoothie
Abendessen: Nr. 50 – Hummus mit Avocadoeinlage

Gesamtkalorien	2418,6 kcal
Fett	79g
Kohlenhydrate	296,9g
Eiweiß	111g

Tag 10

Frühstück: Nr. 4 – Porridge mit Quinoa-Nuss-Mischung
Mittagessen: Nr. 22 – Gemüsesuppe mit Linsen
Zwischenmahlzeit: Nr. 78 – Joghurt auf Himbeeren
Abendessen: Nr. 61 – One-Pot-Spaghetti

Gesamtkalorien	2120,1 kcal
Fett	68,6g
Kohlenhydrate	287,5g
Eiweiß	126,2

Tag 11
Frühstück: Nr. 3 – grüne Smoothie-Bowl
Mittagessen: Nr. 44 – veganer Shepherd's Pie
Zwischenmahlzeit: Nr. 81 – Apfelmus-Schicht-Dessert
Abendessen: Nr. 68 – klassischer Couscous-Salat

Gesamtkalorien	2054,5 kcal
Fett	61,5g
Kohlenhydrate	285,9g
Eiweiß	81,1g

Tag 12
Frühstück: Nr. 10 – Heidelbeerpfannkuchen (3 Stück)
Mittagessen: Nr. 26 - Falafelspieße
Zwischenmahlzeit: Nr. 111 – Schokoladen-Shake
Abendessen: Nr. 49 – Kichererbsensalat mit Nüssen

Gesamtkalorien	2026,5 kcal
Fett	92,1g
Kohlenhydrate	151,7g
Eiweiß	133,6g

Tag 13
Frühstück: Nr. 95 - Proteinbrot + Nr. 11 - Frischkäse
Mittagessen: Nr. 27 – Summer-Rolls (2 Portionen)
Zwischenmahlzeit: Nr. 114 – Schoko-Bananen-Smoothie
Abendessen: Nr. 70 - Minestrone

Gesamtkalorien	2168,8 kcal
Fett	76,7g
Kohlenhydrate	256,6g
Eiweiß	93,5g

Tag 14

Frühstück: Nr. 12 – Bananen-Porridge aus Quinoa
Mittagessen: Nr. 28 – Pasta Verde
Zwischenmahlzeit: Nr. 83 – Protein-Riegel
Abendessen: Nr. 53 – vegane Burger-Patties auf Erbsenbasis

Gesamtkalorien	2044,8 kcal
Fett	78g
Kohlenhydrate	225,9g
Eiweiß	96,2g

120 VEGANE MUSKELAUFBAU & FITNESS-REZEPTE

Auf den folgenden Seiten in diesem Buch finden Sie 120 leckere, vegane Proteinrezepte mit den dazugehörigen Nährwertangaben. Lassen Sie es sich schmecken und haben Sie viel Spaß beim Nachkochen!

Wichtiger Hinweis: In einigen Rezepten finden Sie anstelle von Eiern den veganen „Ei-Ersatz". Sollte es nicht auf der Verpackung angegeben sein, so nutzen Sie einen Teelöffel von dem Ersatz-Pulver anstelle eines Eis.

Unter diesem Link können Sie alle 120 Rezepte MIT FARBFOTOS gratis downloaden:

https://virtuoso-verlag.de/120-Vegane-Rezepte

Gratis Download mit dem QR-Code

Sie können diesen QR-Code als Alternative zum Link nutzen. Lesen Sie ihn ganz einfach mit Ihrem Smartphone oder Tablet-PC und einer geeigneten, kostenlosen App. Dazu starten Sie die jeweilige App, richten Ihre Kamera auf den Code und warten kurz, bis die App den Code erkannt hat. Danach gelangen Sie sofort zu unserem Download.

Sollte der Download nicht funktionieren, so schreiben Sie bitte an: info@virtuoso-verlag.de

Ich werde dann dafür sorgen, dass Sie die Datei mit meiner Rezeptsammlung direkt per E-Mail als Anhang erhalten.

Übrigens werden Ihnen alle Fotos zu den Rezepten *nicht im* Buch sondern als Gratis Download zur Verfügung gestellt, um Ihnen einen günstigeren Preis für dieses Kochbuch anbieten zu können.

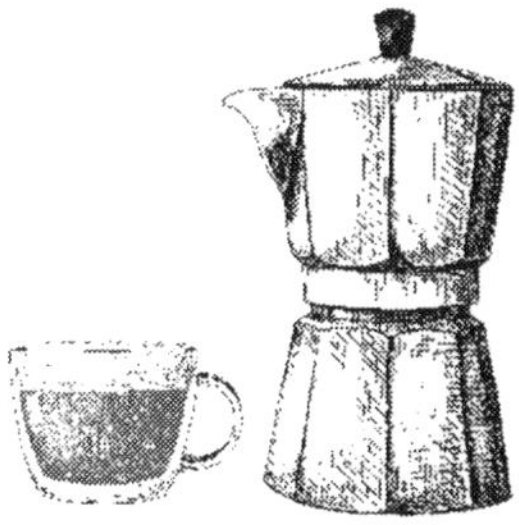

Frühstück

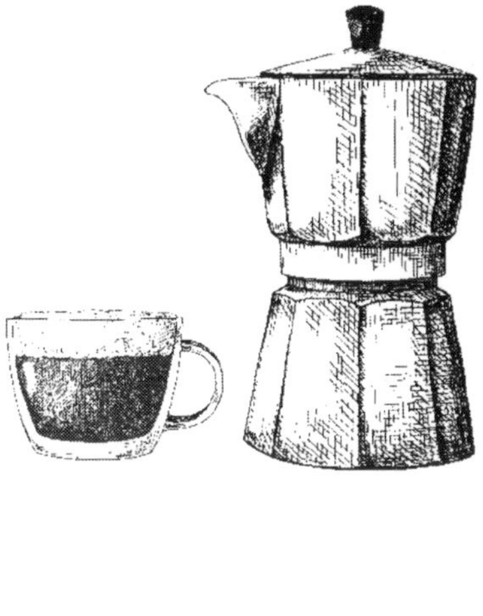

Frühstück

1 Joghurt-Brötchen mit Sonnenblumenkernen

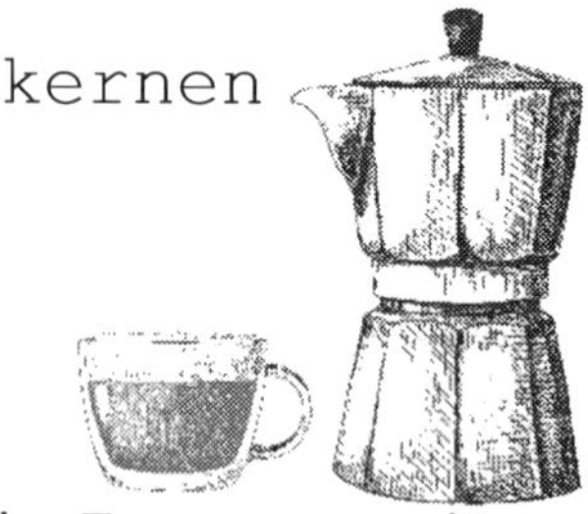

65 min | 12 Portionen | 107.8 kcal | 2.72g Fett | 11.93g Kohlenhydrate | 6.28g Eiweiß

Zutaten (für 15 Brötchen):

1 Päckchen Backpulver
4 Ei-Ersatz
200g Sojaquark
30g Flohsamenschalen
30g veganes Eiweißpulver neutral
2 EL Chia-Samen
500g Sojajoghurt
Sonnenblumenkerne
1 TL Salz
200g Haferkleie

Zubereitung:

Zuerst werden alle Zutaten zu einem schönen Teig verrührt. Anschließend einige Minuten gehen lassen, sodass die Samen ausreichend Zeit zum Quellen haben. Daraufhin den Teig erneut kneten und zu 12 Teigrohlingen in Brötchenform formen. Die Brötchen in Sonnenblumenkernen wälzen, um diese dann bei 170 Grad auf einem Backblech auszubacken, sodass sie eine schöne Bräunung erhalten.

2 Chia-Pudding

10 min | 1 Portionen | 321,9 kcal | 17.8g Fett | 26.4g Kohlenhydrate | 11.6g Eiweiß

Zutaten:

25g Chiasamen
100g gefrorene Beeren
100g Sojajoghurt
100 ml Hafermilch
1 TL Ahornsirup1
10g Haselnüsse als Topping

Zubereitung:

In einem großen Glas die Chiasamen (über Nacht) in der Hafermilch aufweichen und aufquellen lassen. Danach den Sojajoghurt darüber geben, anschließend kommen noch die aufgetauten Beeren und Haselnüsse dazu.

Frühstück

3 Grüne Smoothie-Bowl

10 min | 1 Portionen | 497,6 kcal | 24,2g Fett | 40,9g Kohlenhydrate | 25,7g Eiweiß

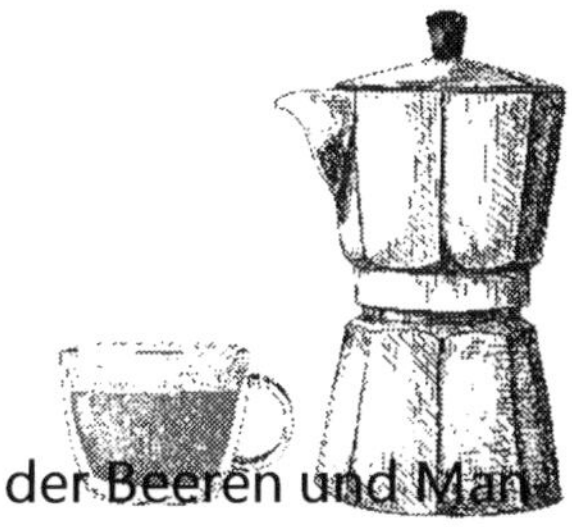

Zutaten:

1/4 Avocado (ca. 50g)
200 ml Mandelmilch
1 gefrorene Banane
50g frischer Spinat
100g Waldbeeren
15g Mandelblättchen
1 EL Chiasamen
30g Proteinpulver Vanille

Zubereitung:

Alle Zutaten, außer der Beeren und Mandeln, in einem Mixer fein pürieren. Danach Beeren nochmal einzeln pürieren. Nun das grüne Püree und das Beeren-Püree in eine hübsche Schüssel füllen und ein paar Beeren, Chiasamen und Mandeln darauf verteilen.

4 Porridge mit Quinoa-Nuss-Mischung

10 min | 2 Portionen | 432 kcal | 19g Fett | 53g Kohlenhydrate | 13g Eiweiß

Zutaten:

1 roter Apfel
jeweils 1 EL Mandeln,
Kokosflocken und Pistazien
½ TL Zimt
100g Quinoa
400ml Mandelmilch

Zubereitung:

Quinoa, Zimt und Mandelmilch miteinander vermengen, aufkochen und dann für wenige Minuten köcheln lassen, sodass ein weicher Brei entstehen kann. Den Apfel würfeln, dann die gehackten Pistazien und Mandeln ohne Fettzugabe rösten. Den fertigen Brei mit dem Apfel und den Nüssen vermengen, dann mit Kokosflocken bestreuen.

Frühstück

5 Protein Müsli

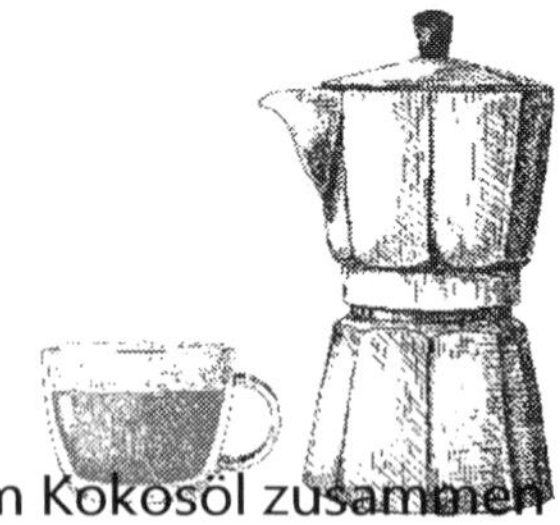

30 min | 4 Portionen | 506,9 kcal | 35,7g Fett | 28,7g Kohlenhydrate | 13,9g Eiweiß

Zutaten:

100g Haferflocken
3 EL Sonnenblumenkerne
50g gehackte Haselnüsse
50g gehackte Mandeln
50g gehackte Walnüsse
2 EL Chiasamen
3 EL Leinsamen
2 EL Kokosöl
1 TL Zimt
3 EL Ahornsirup

Zubereitung:

Alle Zutaten mit dem Kokosöl zusammen in einer großen Schüssel vermengen und danach locker auf einem Backblech verteilen.
Nun kurz backen bei 180 Grad und anschließendgut auskühlen lassen. Danach kann das Müsli in einer Dose verpackt werden.

6 Rührtofu

10 min | 2 Portionen | 272,5 kcal | 18,8g Fett | 11,5g Kohlenhydrate | 12,3g Eiweiß

Zutaten:

250g Tofu, natur
50g Avocado
3 Frühlingszwiebeln
50 ml Sojamilch
2 EL Olivenöl
1 EL Sojasoße
je 1 TL Salz, Pfeffer, Paprikapulver und Kurkuma

Zubereitung:

Tofu mit einer Gabel oder mit den Händen vollständig zerbröseln und danach in einer heißen Pfanne mit Öl scharf anbraten. Kleingeschnittene Zwiebeln dazu geben, mit Gewürzen abschmecken, dann mit Sojasoße ablöschen und so lange Sojamilch zufügen, bis das Gericht eine Konsistenz wie Rührei erreicht hat. Dazu passt Avocado.

Frühstück

7 Beeren Frühstück

10 min | 1 Portionen | 331,1 kcal | 16,3g Fett | 11,7g Kohlenhydrate | 32,1g Eiweiß

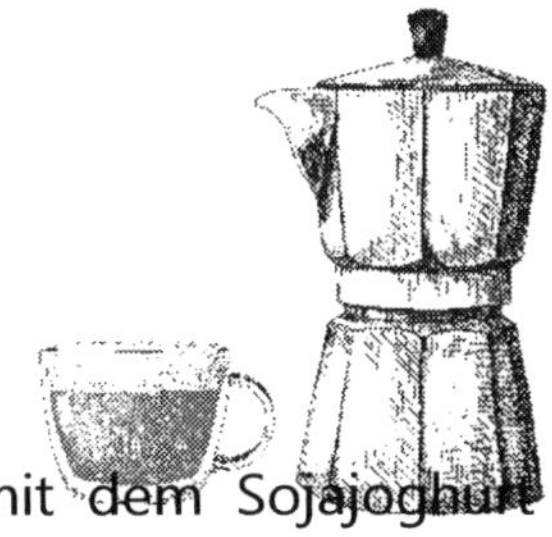

Zutaten:

Je 10g Chia-Samen, Leinsamen, Mandeln und/oder Walnüsse
50g Beeren
300g Sojajoghurt mit 20g veganem Eiweißpulver

Zubereitung:

Das Eiweißpulver mit dem Sojajoghurt vermengen und mit Chia-Samen, Beeren, Mandeln/Walnüssen und Leinsamen garnieren und servieren.

8 Frühstücksmilch

10 min | 1 Portionen | 651,1 kcal | 57g Fett | 7,4g Kohlenhydrate | 22g Eiweiß

Zutaten:

100g geschälte Mandeln
1 Liter Wasser
1 TL Kakao bei Bedarf

Zubereitung:

Mandeln und Wasser in eine große Schüssel geben und über Nacht einweichen lassen. Nun alles pürieren, bis so wenig Mandel-Stückchen wie möglich in der Milch bleiben. Anschließend kann das Ganze mit Kakao abgeschmeckt werden.

9 Veganer Quark mit Amaranth und Mango

10 min | 1 Portionen | 255,3 kcal | 13g Fett | 20,9g Kohlenhydrate | 11,8g Eiweiß

Zutaten:

250g Quarkalternative (z. B. von Alpro)
je 2 TL gepuffter Amaranth und Kokosnuss
½ Mango (ca. 100g)

Zubereitung:

Mango verzehrfertig zubereiten, dann alle Zutaten in einer Schüssel zusammen anrichten.

Frühstück

10 Heidelbeerpfannkuchen

20 min | 1 Portionen | 172 kcal | 4,2g Fett | 9,5g Kohlenhydrate | 23,1g Eiweiß

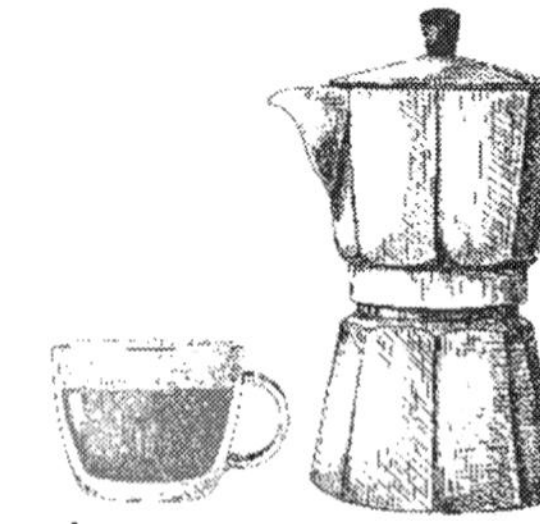

Zutaten:

50ml Wasser
60g Sojaquark
2 Ei-Ersatz
50g Blaubeeren
20g veganes Eiweißpulver
Vanille
1 TL Xucker Light
1 Prise Salz

Zubereitung:

Alle Zutaten miteinander vermengen, sodass ein glatter Teig entsteht. Anschließend in Pfannkuchenform auf ein Blech geben und ausbacken, bis sie goldbraun sind.

11 Frischkäse

24 Std | 10 Portionen | 158,8 kcal | 11,8g Fett | 8,3g Kohlenhydrate | 3,8g Eiweiß

Zutaten:

250g Cashewkerne
4 EL Wasser
je 2 EL Zitronensaft und Apfelessig
je 1 TL Salz, Pfeffer und frische Kräuter

Zubereitung:

Cashews in Wasser einweichen, bestenfalls über Nacht.
Danach abtropfen und in einem Mixer mit Wasser, Zitronensaft und Apfelessig pürieren, und die Masse danach für zwei Std. stehen lassen.

Nun nimmt man ein großes Glas, stülpt einen Kaffeefilter oder ein Seihtuch hinein, und gibt die Cashew-Masse dort hinein. Nun muss das Ganze ein paar Stunden lang seine Flüssigkeit abgeben, damit danach eine schöne Frischkäse-Masse entsteht. Das Glas sollte am besten bis zum nächsten Tag im Kühlschrank gelagert werden, danach kann der Frischkäse aus dem Filter oder Tuch herausgenommen werden. Anschließend noch würzen und abschmecken und in ein schönes Glas füllen. Nach ein paar Tagen verschwindet der Essig-geschmack vollständig, und die Aromen der Kräuter kommen besser zur Geltung.

Frühstück

12 Bananen-Porridge aus Quinoa

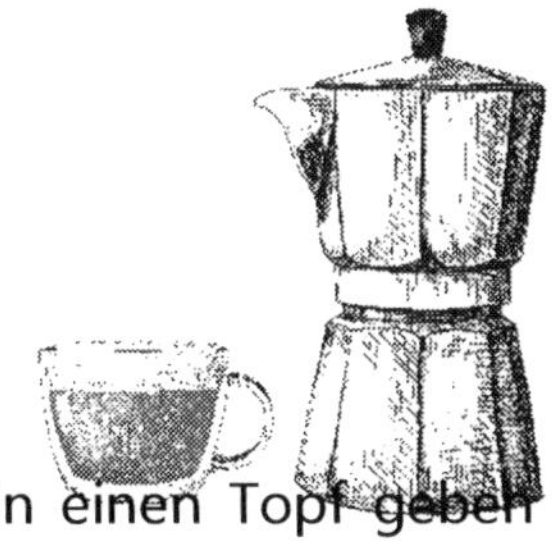

30 min | 1 Portionen | 525,2 kcal | 12,7g Fett | 84,6g Kohlenhydrate | 14,8g Eiweiß

Zutaten:

50g Banane
250ml Mandelmilch
100g Quinoa, bunt
50g Heidelbeeren
150ml Wasser
Je 1 TL Ahornsirup & Zimt
2 EL Sojajoghurt

Zubereitung:

Wasser und Milch in einen Topf geben und Quinoa darin etwa 25 Minuten lang kochen. Anschließend das Obst hinzugeben und mit Zimt und Sirup verfeinern.

13 Proteinquark „Bratapfel Art"

15 min | 1 Portionen | 526 kcal | 18,1g Fett | 37,9g Kohlenhydrate | 46,8g Eiweiß

Zutaten:

15g Haferflocken
etwas vegane Butter (Marke Alsan)
100g Sojajoghurt
250g Sojaquark
30g veganes Proteinpulver (bestenfalls Apfel)
1 Tropfen Süßstoff
1 Apfel
Backaroma Bittermandel

Zubereitung:

Zerkleinerten Apfel in der Butter anrösten, dann die Haferflocken dazugeben und mitrösten. Das Backaroma und den Süßstoff unterrühren und vom Herd nehmen. Zuletzt die übrigen Zutaten miteinander vermengen und die Apfelmischung darübergeben.

Frühstück

14 Frühstücksmuffins

45 min | 4 Portionen | 419,7 kcal | 17,5g Fett | 51,5g Kohlenhydrate | 11,1g Eiweiß

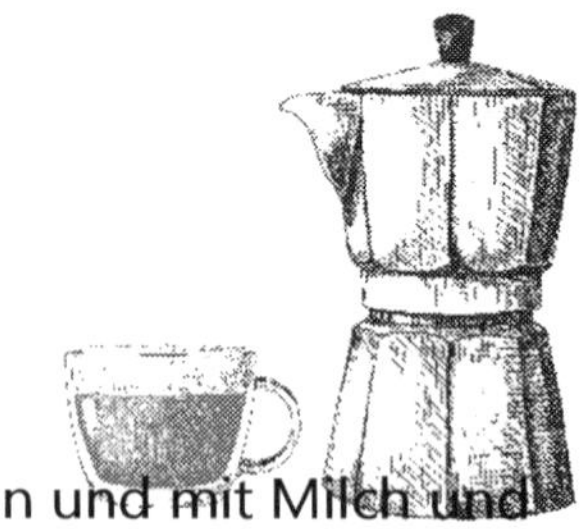

Zutaten:

2 reife Bananen (ca. 200g)
250g Haferflocken
250g Hafermilch
je 2 EL Walnüsse und Mohn
2 TL Backpulver
1 TL Zimt
30g Kokosöl

Zubereitung:

Bananen zerdrücken und mit Milch und Öl vermengen. Nun alle trockenen Zutaten zur Bananenmasse beimischen und alles zu einem glatten Teig verarbeiten. Muffinförmchen damit befüllen und für 30 Min. bei 220 Grad backen. Am Ende auskühlen lassen

15 Protein-Pfannkuchen „Schoko-Beeren"

15 min | 1 Portionen | 551 kcal | 26,5g Fett | 18,8g Kohlenhydrate | 47g Eiweiß

Zutaten:

1 Päckchen Backpulver
20g Mandelmehl
100g TK-Beerenmix
3 Ei-Ersatz
25g Eiweißpulver, Schokogeschmack
25ml Süßstoff, flüssig
2 EL Backkakao
1 EL Sonnenblumenöl zum Backen

Zubereitung:

Die Zutaten miteinander vermengen und nach eigenem Wunsch mit Kakao vermischen. Beerenmix vorsichtig unterheben und in heißem Sonnenblumenöl 4 Pancakes ausbacken, diese jeweils von beiden Seiten kurz anbraten.

Frühstück

16 Kokos-Frucht-Porridge

10 min | 1 Portionen | 784 kcal | 56,3g Fett | 32g Kohlenhydrate | 25,6g Eiweiß

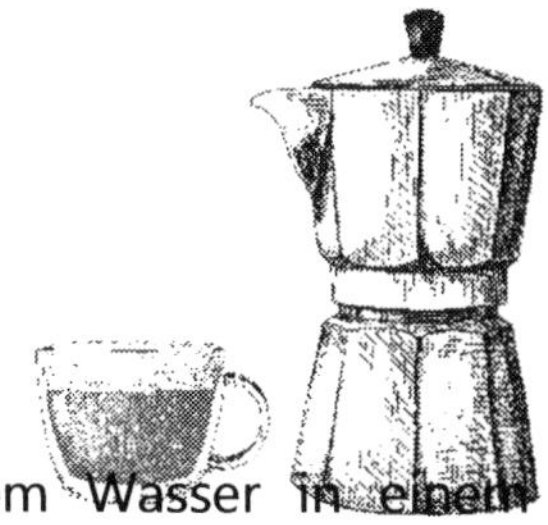

Zutaten:

1 EL Chia-Samen
100ml Hafermilch
100ml Wasser
3 EL Haselnuss, gemahlen
1 EL Kokosflocken
1 Handvoll Früchte nach Wahl (hier: Zwetschgen)
4 EL Leinsamen, geschrotet
1 EL Backkakao

Zubereitung:

Hafermilch mit dem Wasser in einem Topf aufkochen lassen, dann die restlichen Lebensmittel hinzugeben. Die Menge bei niedriger Stufe ziehen lassen. Die restlichen Zutaten (außer Kokosflocken und Früchte) hinzugeben und bei kleinerer Flamme ziehen lassen. Zuletzt Kokosflocken und Früchte über dem Porridge verteilen..

17 Selbstgemachte Laugenbrötchen

60 min | 5 Portionen | 98,4 kcal | 2,1g Fett | 5,8g Kohlenhydrate | 11,1g Eiweiß

Zutaten:

10ml Apfelessig
1 Päckchen Trockenhefe
100ml handwarmes Wasser
65g veganes Eiweißpulver, neutral
100g Sojajoghurt
1 Ei-Ersatz
15g Natron
25g Kokosmehl & Flohsamenschalen
5g Salz & Zucker
10g Backpulver
½ L heißes Wasser
etwas grobes Salz

Zubereitung:

100ml lauwarmes Wasser mit dem Zucker verrühren, bis der Zucker sich aufgelöst hat. Anschlie-ßend Hefe untermengen und für 15 Minuten ruhen lassen, bevor die weiteren Zutaten, abgesehen vom Natron und 500ml Wasser, hinzukommen. Der Teig ergibt 5 Brötchen. 500ml heißes Wasser mit dem Natron zu einer Mischung rühren und in ein hohes Gefäß geben, anschließend die einzelnen Brötchen etwa 1 Minute in die Lauge geben. Zuletzt kreuzweise einschneiden, auf ein Back-blech geben und mit dem Salz bestreut bei 175 Grad für 30 Minuten backen.

Mittagessen vegan

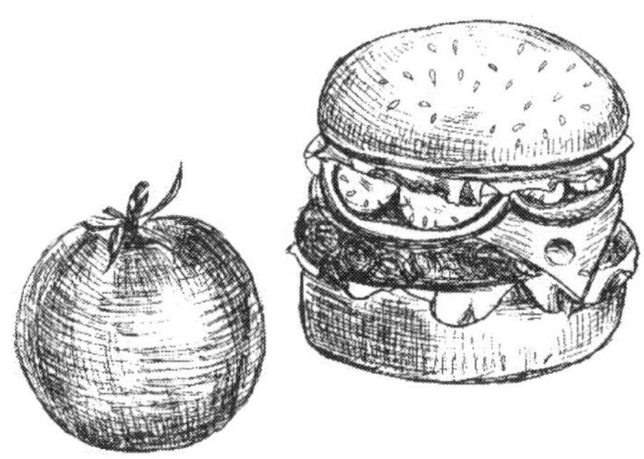

Mittagessen

18 Veganes Gulasch mit Seitan

30 min | 2 Portionen | 351 kcal | 15g Fett | 22g Kohlenhydrate | 32g Eiweiß

Zutaten:

100g Passierte Tomaten
1 Paprika
1 Zwiebel
1 Prise Kümmel
250g Seitan
1 kleine Zucchini
200ml Gemüsebrühe
2 Knoblauchzehen
2 EL Öl
1 EL Tomatenmark
2 TL scharfes Paprikapulver
2 EL gehackte Petersilie
Pfeffer, Salz, Zucker

Zubereitung:

Das gesamte Gemüse in kleine Würfel schneiden bzw. zerhacken. Anschließend Seitan würfeln und in Öl anbraten, das kleingeschnittene Gemüse dazugeben, dann mit Pfeffer und Salz abschmecken. Passierte Tomaten und Gemüsebrühe hinzugeben, mit Gewürzen verfeinern und 10 Minuten köcheln lassen, dann genießen.

19 Dinkel Pizza

40 min | 1 Portionen | 617 kcal | 19,3g Fett | 81,9g Kohlenhydrate | 19,6g Eiweiß

Zutaten:

Boden:
100g Sojaquark
75g Dinkelmehl/Dinkelvollkornmehl
½ Tüte Backpulver
etwas Salz und Oregano
Belag:
70g veganer Pizzakäse
Tomatensoße aus 20g Tomatenmark, etwas Wasser und Salz
100g Tomaten und Paprika

Zubereitung:

Für den Pizzaboden die Zutaten miteinander vermengen und mit Mehl auf ein Backblech auslegen. Anschließend belegen und für ca. 17 Minuten bei 175 Grad Umluft in den Backofen geben.

20 Protein Bowl

30 min | 4 Portionen | 739,7 kcal | 29,3g Fett | 72,2g Kohlenhydrate | 41,7g Eiweiß

Zutaten:

200g Tofu, geräuchert
200g schwarze Linsen
1 Dose Kichererbsen (250g)
200g Quinoa
300g Brokkoli
100g geröstete Erdnüsse
1 kleine Zwiebel
100 ml Gemüse-Brühe
2 EL Sojasoße
3 EL Hummus
2 EL Ahornsirup
4 EL Sojajoghurt
Saft einer Zitrone
3 EL Olivenöl
je 1 TL Salz, Pfeffer, Paprikapulver, Chilipulver und Koriander

Zubereitung:

Kichererbsen mit Öl und Gewürzen beträufeln und im Backofen bei 180 Grad ca. 20 Min. rösten. Linsen und Quinoa garen, Brokkoli kurz blanchieren und anschließend abschrecken.

Geräucherten Tofu würfeln und scharf anbraten, danach mit Sojasoße ablöschen.

Zitrone, Joghurt, Hummus, etwas Öl, Chili, Brühe und Ahornsirup zu einem Dressing verrühren, Zwiebeln und Koriander zufügen und anschließend pürieren.

Zum Ende Brokkoli, Quinoa und Linsen mit den gerösteten Kichererbsen und dem Tofu in eine Schüssel geben und mit Dressing und Erdnüssen garnieren.

Mittagessen

21 Gulasch aus Tofu mit Auberginen

30 min | 4 Portionen | 385 kcal | 9g Fett | 56g Kohlenhydrate | 23g Eiweiß

Zutaten:

400g Tomaten
½ Aubergine
3 EL Mehl
1 Zwiebel
1 Zweig Rosmarin
1 Knoblauchzehe
1 EL Tomatenmark
Salz, Pfeffer, rosenscharfes Paprikapulver
2 Paprika
240g Vollkornnudeln
4 Zweige Thymian
2 EL Sojasauce
250g Tofu
100ml Wasser
1 TL Rapsöl

Zubereitung:

Öl, Kräuter, Wasser und Sojasoße miteinander vermengen und den in Würfel geschnittenen Tofu darin etwa 1 Stunde lang marinieren. Anschließend die Tomaten häuten und klein schneiden. Paprika und Aubergine ebenfalls würfeln, Zwiebeln und Knoblauchzehe sehr fein hacken. Die Nudeln nach Packungsanweisung kochen, dann abgetupfte Tofustücke in Mehl geben und in dem heißen Olivenöl anbraten. Zunächst Zwiebeln und Knoblauch, dann Aubergine, Paprika und restliche Marinade mit Tomatenmark für etwa 5 Minuten mitköcheln lassen. Schlussendlich die Tomaten hinzugeben und weitere 3 Minuten garen, dann mit den Nudeln genießen.

22 Gemüsesuppe mit Linsen

20 min | 1 Portionen | 427 kcal | 12g Fett | 68g Kohlenhydrate | 32g Eiweiß

Zutaten:

1 Karotte
1 Zwiebel
½ EL Olivenöl
1 Stange Sellerie
250ml Gemüsebrühe
100g braune oder rote Linsen
300g Dosentomaten
500ml Wasser
1 Knoblauchzehe
1/3 TL Thymian und Basilikum
1 Lorbeerblatt

Zubereitung:

Zwiebel und Knoblauch sehr fein hacken, dann die geschälte Karotte und den gesäuberten Sellerie fein würfeln. Zuerst Zwiebeln in einem Topf glasig dünsten, anschließend die Knoblauchzehe und das restliche Gemüse dazugeben, für etwa 3-4 Minuten mitbraten. Mit den restlichen Zutaten aufgießen und weitere 15-20 Minuten lang auf mittlerer Stufe köcheln lassen.

23 Pilzsoße mit Süßkartoffeln

20 min | 2 Portionen | 737 kcal | 54g Fett | 48g Kohlenhydrate | 15g Eiweiß

Zutaten:

300g Champignons
1 rote Zwiebel
300ml Kokosmilch
1 Handvoll Cashewnüsse
2 EL Erdnussöl
1 TL rote Currypaste
Kreuzkümmel, Chilipulver
Salz
1 Süßkartoffel
Schwarzer Sesam

Zubereitung:

Rote Zwiebel in grobe Streifen schneiden und gemeinsam mit den Pilzen in einem Topf anbraten, dann Cashewkerne dazugeben. Anschließend mit der Kokosmilch aufgießen, mit den Gewürzen würzen und für etwa 15 Minuten lang köcheln lassen. Danach die geschälte Süßkartoffel in ca. 0,5-1cm breite Scheiben schneiden und in dem Erdnussöl von beiden Seiten anbraten, dann mit schwarzem Sesam-Salz abschmecken. Beides gemeinsam servieren, bei Wunsch mit frischen Kräutern z. B. Minze garnieren.

Mittagessen

24 Süßkartoffeln mit Soja-Quark

25 min | 1 Portionen | 525 kcal | 23,7g Fett | 46g Kohlenhydrate | 23,3g Eiweiß

Zutaten:

100g Süßkartoffeln
1 TL Zitronensaft
100g Kartoffeln
15g Salatkerne-Mischung
1 Frühlingszwiebel
Salz, Pfeffer & Paprikapulver
etwas Öl
250g Sojaquark

Zubereitung:

Die in mundgerechte Stücke geschnittenen Kartoffeln würzen und gemeinsam mit den Salatkernen in etwas Öl braten. Für einen passenden Dip den Quark nach eigenem Wunsch würzen und mit Frühlingszwiebeln und ein wenig Zitronensaft verrühren.

25 Karotten Puffer

25 min | 1 Portionen | 436 kcal | 18,8g Fett | 29,6g Kohlenhydrate | 33,9g Eiweiß

Zutaten:

100g Apfelmus
1 Ei-Ersatz
30g veganes Protein-Pulver
150g Möhren (fein geraspelt)
30g Mandelmehl

Zubereitung:

Alles zu einem Teig vermengen und in der typischen Puffer-Form auf ein Backblech geben, bevor sie für etwa 16 Minuten bei 160 Grad im Ofen knusprig gebacken werden. Die Puffer mit dem Apfelmus servieren.

26 Falafel Spieße

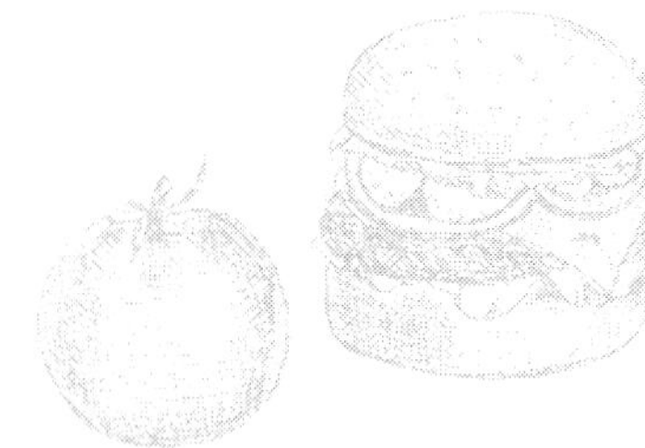

45 min | 2 Portionen | 334,5 kcal | 15g Fett | 33,5g Kohlenhydrate | 14,2g Eiweiß

Zutaten:

1 Dose Kichererbsen (ca. 250g)
200g Hummus
je ½ Gurke und Paprika
2 EL Kokosöl
je 1 kleine Zwiebel und Knoblauchzehe
je ½ Bund Petersilie und Koriander
je 1 TL Backpulver, Salz, Pfeffer, getrocknete Minze
1 Prise Cumin

Zubereitung:

Alle Zutaten mit dem Mixer grob pürieren. Aus der Masse 12 kleine Bällchen formen, mit etwas Kokosöl bestreichen, und bei 180 Grad für ca. 30 Min. im Backofen ausbacken. Die Falafel können auch in der Pfanne gebraten werden.
Nun die Falafel zusammen mit Gurken und Paprika auf Holzspieße stecken und genießen.

27 Summer Rolls

25 min | 1 Portionen | 283,8 kcal | 5,5g Fett | 44,6g Kohlenhydrate | 12,1g Eiweiß

Zutaten:

100g Tofu
4 Blätter Reispapier
1 kleine Lauchzwiebel
50g frischer Rotkohl
50g Weißkohl
50g Mango
100g Karotte
30g Gurke
1 EL Sojasoße

Zubereitung:

Tofu würfeln und scharf anbraten, anschließend mit Sojasoße ablöschen. Alle restlichen Zutaten, außer das Reispapier, in dünne Streifchen schneiden.
Einen Teller mit etwas Wasser befüllen und daneben ein befeuchtetes Zewa legen. Reispapier in die Hand nehmen, im Teller ganz kurz mit Wasser tränken und auf das feuchte Zewa legen. Nun mit den Zutaten befüllen und darauf achten, dass nicht zu viel Füllung hineingelegt wird. Zum Schluss einrollen, fertig sind die Summer-Rolls.

Mittagessen

28 Pasta Verde

20 min | 2 Portionen | 888,2 kcal | 38,4g Fett | 79,3g Kohlenhydrate | 50,2g Eiweiß

Zutaten:

200g Vollkorn-Nudeln
250g Räuchertofu
20g Erdnüsse
300g Brokkoli
300g grüne Bohnen
200g Champignons
je 1 kleine Zwiebel und Knoblauchzehe
150ml vegane Sahne
1 EL Olivenöl
je 1 TL Salz und Pfeffer

Zubereitung:

Räuchertofu würfeln und in heißem Öl scharf anbraten, dann Nüsse dazugeben und mit anrösten.
Nun Gemüse dazugeben, anbraten und mit Salz und Pfeffer abschmecken.
Zum Ende die vegane Sahne dazu gießen, alles verrühren und kurz erhitzen.
Nebenbei die Nudeln kochen und danach alles zusammen servieren.

29 Tofu-Geschnetzeltes mit Gemüse in Sahnesoße

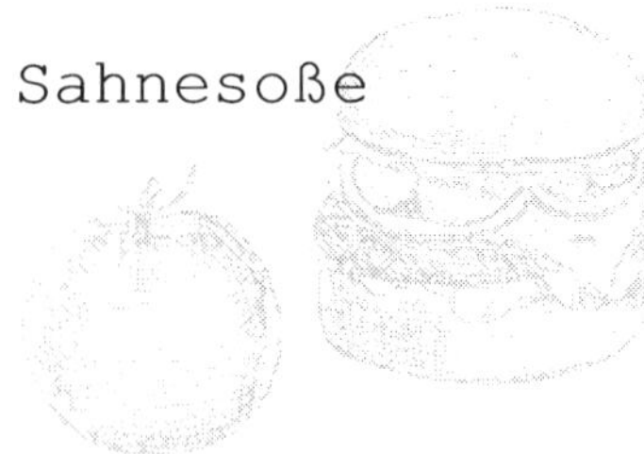

30 min | 2 Portionen | 777 kcal | 32,1g Fett | 47,8g Kohlenhydrate | 68,9g Eiweiß

Zutaten:

1 Zwiebel und 1 Schalotte
300g Like Meat Filetstücke Döner-Style (oder andere veg. Produkte)
1 halbe Aubergine
200ml Gemüsebrühe
1 Zucchini
Knoblauch, Pfeffer
5 große Champignons
1 rote und ½ gelbe Paprika
5-6 frische Cocktailtomaten
2 EL Sambal Oelek
250g Taifun Tofu Rosso in kleine Stücke geschnitten
2 EL Tomatenmark
ein Päckchen Soja Cuisine

Zubereitung:

Tofu mit den Filetstücken anbraten und anschließend die Zwiebeln und das gesamte Gemüse untermengen. Alles würzen, dann Sambal Oelek und Tomatenmark untermengen und etwas anrösten. Zuletzt mit Brühe und Soja Cuisine ablöschen.

Mittagessen

30 Vegane Gemüsepfanne

30 min | 2 Portionen | 314,2 kcal | 17,4g Fett | 11g Kohlenhydrate | 26,2g Eiweiß

Zutaten:

Paprikapulver
1 Paprika
250g Sojawürfel
2 EL Tomatenmark
1 Aubergine
1 EL Olivenöl
1 Dose stückige Tomaten
1 Zucchini
3 Karotten
200ml Brühe

Zubereitung:

Die eingeweichten Sojawürfel würzen und mit Tomatenmark im Öl braten. Anschließend das restliche gewaschene und kleingeschnittene Gemüse dazugeben, dann mit stückigen Tomaten und Brühe ablöschen.

31 Gesunde Nudeln mit Avocadobeilage

20 min | 1 Portionen | 848,2 kcal | 56,7g Fett | 58g Kohlenhydrate | 20,3g Eiweiß

Zutaten:

2 Tomaten
150g Dinkelvollkorn-Nudeln
1 große Avocado
1 EL Öl
20g Salatkerne-Mischung (Pinien-, Kürbiskerne etc.)
1 Zwiebel
1 Knoblauchzehe
Salz, Pfeffer, beliebige Gewürze

Zubereitung:

Zwiebeln, Salatkerne und Knoblauch in dem Öl anbraten, dann die geschnittenen Tomaten untermengen und würzen. Die Nudeln kochen und zu der Tomaten-Mischung geben, gut verrühren und umfüllen. Mit Avocado-Scheiben servieren.

32 Vegane Spaghetti Bolognese

30 min | 4 Portionen | 471 kcal | 8g Fett | 79g Kohlenhydrate | 22g Eiweiß

Zutaten:

320g Spaghetti
Je 2 TL Basilikum, Oregano und Thymian
Salz, Pfeffer
60g Tomatenmark
2 Dosen stückige Tomaten
2 Knoblauchzehen
100g Soja-Schnetzel
2 Karotten
400ml Gemüsebrühe

Zubereitung:

Zu Beginn die Soja-Schnetzel für etwa 15 Minuten in die heiße Brühe geben. Währenddessen die Zwiebeln und Knoblauch hacken, Möhren schälen und raspeln und zuerst Zwiebeln und Knoblauch andünsten, dann Möhren hinzugeben. Tomatenmark untermengen und mit Brühe ablöschen, bevor die Soja-Schnetzel dazukommen. Zu der Bolognese-Mischung die Tomaten und die Gewürze zugeben, dann die Kräuter hacken und dazugeben. Alles mit den gekochten Spaghetti servieren.

33 Asiatisches Curry

25 min | 2 Portionen | 343,5 kcal | 20,6g Fett | 22,7g Kohlenhydrate | 14,3g Eiweiß

Zutaten:

1 Zwiebel
2 EL Sojasauce, 100ml Kokosmilch
50g Brokkoli, 1 Zucchini, 2 Karotten, 1 Paprika, 100g Champignons
3 cm Ingwer
150g Tofu
1 EL Kokosöl
2 EL Grüne Currypaste

Zubereitung:

Kokosöl in einer Pfanne erhitzen und Ingwer und Zwiebel darin anbraten, dann den Tofu dazugeben. Anschließend das restliche Gemüse ebenfalls mitbraten und mit Sojasauce, Kokosmilch und Currypaste ablöschen.

Mittagessen

34 Reis mit Bohneneinlage

30 min | 2 Portionen | 744,1 kcal | 19,4g Fett | 107,8g Kohlenhydrate | 29,7g Eiweiß

Zutaten:

1 Dose Kidneybohnen (250g)
200g Basmati-Reis
1 EL Öl
50g Cashewkerne
Saft einer ½ Limette
100g Paprika
200g Champignons
Salz, Pfeffer, Paprikapulver, Koriander, glatte Petersilie

Zubereitung:

Zuerst den Reis kochen und durch ein Sieb gießen. Anschließend die Cashewkerne in einer heißen Pfanne ohne Fett anrösten und das kleingeschnittene Gemüse, die Bohnen und den Reis mit etwas Öl dazugeben. Nach 10 Minuten Bratzeit alles würzen, Kräuter und Limettensaft dazugeben.

35 Tofu Eintopf mit Linsen

45 min | 4 Portionen | 552,2 kcal | 14,4g Fett | 61g Kohlenhydrate | 41,1g Eiweiß

Zutaten:

400g braune Linsen
300g Möhren
2 Liter Gemüsebrühe
2 EL Agavendicksaft
200g Räuchertofu
1 Zwiebel
200g Knollensellerie
2 EL Olivenöl
1 EL Tomatenmark
3 EL Sojasoße
1 EL Mehl
3 EL Weißweinessig
1 TL Senf
Salz, Pfeffer, Thymian, Rosmarin

Zubereitung:

Die Brühe in einen Topf geben und Linsen darin ca. 15 Minuten kochen, dann absieben. Den geschnittenen Tofu in Öl anbraten, dann das Tomatenmark mit dem Mehl und dem geschnittenen Gemüse unterrühren. Nach einigen Minuten mit der Brühe aufgießen, dann Senf, Agavendicksaft, Sojasoße, Kräuter und Linsen hinzugeben. Alles für 20 Minuten kochen lassen und zum Schluss würzen und mit Essig verfeinern.

36 Gemüse Spaghetti mit Avocadosoße

20 min | 1 Portionen | 724,8 kcal | 62,5g Fett | 16,8g Kohlenhydrate | 18,1g Eiweiß

Zutaten:

Knoblauch, Salz, Pfeffer, 1 EL Olivenöl
1 Avocado, 1 EL Zitronensaft
1 Zucchini, 2 Karotten
2 Artischocken
50g getrocknete Tomaten

Zubereitung:

Geschälte Karotten und Zucchini mit einem Spiralschneider zu Gemüse-Spaghetti schneiden. Die Avocado mit Knoblauch, Gewürzen, Zitronensaft und Olivenöl pürieren. Schlussendlich die Spaghetti mit der Avocadosoße servieren und mit den Artischocken und den getrockneten Tomaten anrichten.

37 Kartoffel-Kichererbsenpüree aus dem Ofen

35 min | 2 Portionen | 679,3 kcal | 22,8g Fett | 88,9g Kohlenhydrate | 25,1g Eiweiß

Zutaten:

400g Kichererbsen, abgetropft
500g Kartoffeln
50g Cashews
100g Mais
3 EL Tomatenmark
200g Champignons
100ml Sojasahne
Salz, Pfeffer, Muskat, Kreuzkümmel, Rosmarin
1 EL Öl

Zubereitung:

Die gekochten Kartoffeln mit den Gewürzen zu einem Stampf verarbeiten. Anschließend das kleingeschnittene Gemüse anbraten. Nach wenigen Minuten die Kichererbsen und das Tomatenmark hinzugeben und weitere 5 Minuten brutzeln lassen. Sojasahne und 100ml Wasser untermengen und alles würzen. Zuletzt den Stampf an den inneren Rand einer ausgewählten Backform drücken und die Kichererbsen-Mischung in die Mitte füllen, dann für etwa 10 Minuten bei 200 Grad in den Backofen geben.

Mittagessen

38 Gefüllte Paprika

40 min | 2 Portionen | 519,7 kcal | 2,8g Fett | 98,2g Kohlenhydrate | 22,1g Eiweiß

Zutaten:

Salz, Pfeffer, Thymian, Basilikum
200g Basmati-Reis
80g grüne Bohnen
100g Tomaten
80g Erbsen
3 rote Paprika (à ca. 150g)
1 Frühlingszwiebel

Zubereitung:

Zuerst den Reis kochen und würzen, dann das geschnittene Gemüse, eine Paprika, Zwiebeln, grüne Bohnen und Tomaten mit dem Reis vermengen und würzen. Die übrigen zwei Paprikas halbieren und von den Kernen befreien, dann die Reismasse hineingeben und bei 180 Grad etwa 20 Minuten lang in den Backofen geben. Sollten noch Reis oder Gemüse übrigbleiben, so kann dies als Beilage serviert werden.

39 Seitan-Gemüse-Ragout

30 min | 4 Portionen | 444,6 kcal | 8g Fett | 69,9g Kohlenhydrate | 20,5g Eiweiß

Zutaten:

1 EL Olivenöl
300g Seitan, natur
500g Farfalle
200g Möhren
Salz, Pfeffer, Thymian Petersilie
200g Tomaten
100g Sellerie
1 Zwiebel
1 TL Senf
300ml Gemüsebrühe
1 EL Sojasoße

Zubereitung:

Zuerst die Nudeln kochen. Währenddessen kleingeschnittenen Seitan und Gemüse scharf anbraten, dann mit Gemüsebrühe, Senf und Sojasoße ablöschen. Alles würzen und weitere 20 Minuten köcheln lassen. Zuallerletzt die Nudeln unterrühren und servieren.

40 Backofen Gemüse

25 min | 2 Portionen | 419,8 kcal | 14,1g Fett | 51,6g Kohlenhydrate | 18,8g Eiweiß

Zutaten:

1 EL Öl
100g grüne Bohnen
Je 100g Rosenkohl, Blumenkohl und Brokkoli
1 Kohlrabi
1 kleiner Kürbis
30g Salatkerne-Mischung
2 Möhren
1 Zwiebel
Salz, Pfeffer, Gewürze

Zubereitung:

Das geschnittene Gemüse schneiden, in eine Backofenform geben und mit Kernen bestreuen, dann würzen und ölen. Alles miteinander vermengen und bei 200 Grad etwa 20 Minuten lang in den Backofen geben und backen.

41 Süßkartoffel-Bohnen-Eintopf

30 min | 2 Portionen | 398,1 kcal | 11,7g Fett | 56,4g Kohlenhydrate | 14,2g Eiweiß

Zutaten:

1 EL Olivenöl
400g Süßkartoffeln
1 Zweig glatte Petersilie
Salz, Pfeffer und Muskatpulver
300ml Gemüsebrühe
100g Sojabohnen, geröstet
400g grüne Bohnen

Zubereitung:

Bohnen und Süßkartoffeln würfeln und in einem ausreichend großen Topf anbraten und würzen. Nach einigen Minuten mit der Brühe ablöschen und für 20 Minuten kochen. Zum Schluss den Eintopf mit frischer Petersilie und gerösteten Sojabohnen anrichten und servieren.

Mittagessen

42 Vegane Chili-sin-carne

30 min | 2 Portionen | 582,9 kcal | 6,5g Fett | 88,3g Kohlenhydrate | 39,1g Eiweiß

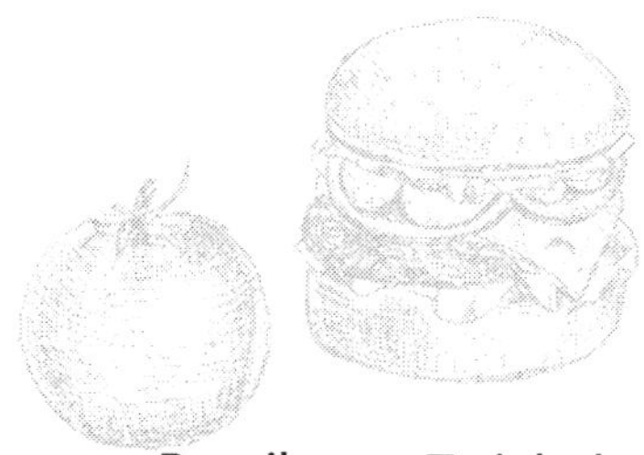

Zutaten:

1 große Zwiebel
1 Dose Kidneybohnen (400g)
100g Tomatenmark
1 rote Paprika
1 Dose weiße Bohnen (400g)
200g Champignons
2 Knoblauchzehen
250 ml Gemüsebrühe
Salz, Pfeffer, Paprikapulver
1 TL Chiliflocken
300 ml passierte Tomaten
1 TL Olivenöl

Zubereitung:

Kleingeschnittene Paprika, Zwiebel, Knoblauch und Pilze in etwas Öl in einem größeren Topf anbraten. Anschließend Tomatenmark ebenfalls kurz mitrösten, dann die Gemüsebrühe hinzugeben und kochen lassen. Die Bohnen und die passierten Tomaten dazugeben und mit den Gewürzen abschmecken. Das gesamte Gericht für weitere 15 Minuten kochen lassen.

43 Gemüse Auflauf

45 min | 2 Portionen | 397,4 kcal | 18,2g Fett | 42,1g Kohlenhydrate | 13,6g Eiweiß

Zutaten:

100g grüne Bohnen
Salz, Pfeffer, Muskat, Schnittlauch
150g Reis
100g Brokkoli
100g Rosenkohl
100ml Reismilch
100g Blumenkohl
1 EL Olivenöl
2 EL Hefeflocken
100g Karotten
1 Zwiebel
1 Knoblauchzehe
200ml Gemüsebrühe
50g Cashews

Zubereitung:

Den Reis und das Gemüse separat vorkochen und etwas würzen. Anschließend die Cashewkerne rösten, Knoblauch und Zwiebeln mit Öl hinzugeben, dann das vorgekochte Gemüse ebenfalls hinzugeben und anbraten. Diese Mischung in eine Auflaufform geben. Die noch heiße Pfanne mit der Gemüsebrühe ablöschen und kurz aufkochen lassen. Dann die Reismilch und Hefeflocken unterrühren und mit Kräutern und Gewürzen verfeinern. Schlussendlich die Soße über das Gemüse in die Auflaufform geben und 20 Minuten lang bei 180 Grad in den Backofen geben.

Mittagessen

44 Veganer Shepherd's Pie

50 min | 4 Portionen | 508,6 kcal | 9,3g Fett | 78,8g Kohlenhydrate | 24,1g Eiweiß

Zutaten:

1 EL Balsamicoessig
500g Kartoffeln & 500g Süßkartoffeln
2 EL Olivenöl
50 ml Sojamilch
2 Möhren
500g gekochte Linsen
2 Zwiebeln
1 Stangensellerie
250g Champignons
2 EL Sojasoße
100ml Gemüsebrühe
2 EL Tomatenmark
Salz, Pfeffer Muskatnuss

Zubereitung:

Gekochte Kartoffeln mit Margarine, Salz, Muskatnuss, Pfeffer und Sojamilch zu einem Kartoffelpüree vermengen. Dann das Gemüse zerkleinern und in einer heißen Pfanne mit Öl anbraten. Alle weiteren Zutaten hinzufügen und weitere 5 Minuten mitkochen lassen, bis die Soße einreduziert.

Auflaufformen mit dem Linsengemisch befüllen und mit dem Kartoffelpüree bedecken, anschließend für etwa 15 Minuten bei 200 Grad in den Ofen geben.

Abendessen & Salate

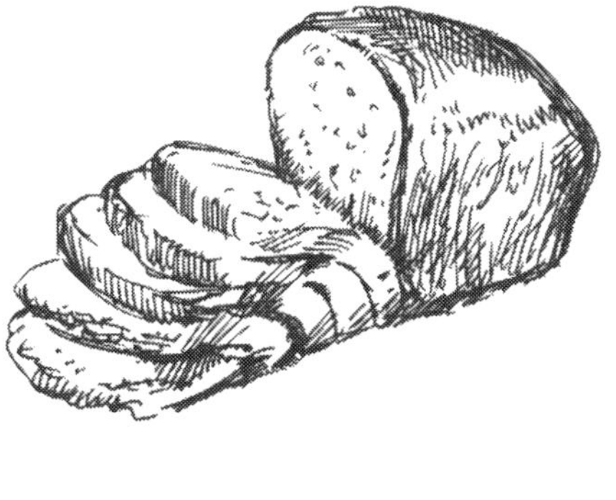

Abendessen & Salate

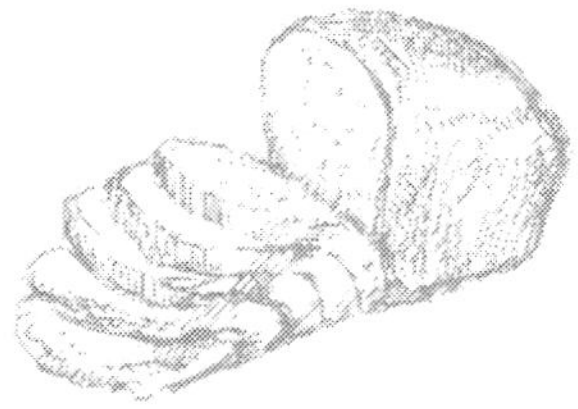

45 Rosmarin-Kartoffeln

30 min | 2 Portionen | 293 kcal | 13g Fett | 37g Kohlenhydrate | 5g Eiweiß

Zutaten:

Salz, Pfeffer
5 Rosmarin-Zweige
500g Kartoffeln
2 EL Olivenöl

Zubereitung:

Die geschälten Kartoffeln in grobe Würfel schneiden und für etwa 10 Minuten in etwas Salzwasser kochen. Anschließend den Rosmarin fein hacken und alle restlichen Zutaten miteinander vermengen. Zum Schluss braten, bis die Kartoffelwürfel knusprig sind.

46 Vegane Chicken-Wings

30 min | 2 Portionen | 482,2 kcal | 11,5g Fett | 61,6g Kohlenhydrate | 16,8g Eiweiß

Zutaten:

1 Blumenkohl (ca. 800g)
100g Mehl
150g Sojamilch
100 ml vegane Barbecue-Soße (z. B. von Kühne)
je 2 EL Olivenöl, Salz und Knoblauchpulver

Zubereitung:

Blumenkohl in große mundgerechte Stücke zerteilen. Mehl, Sojamilch und die Hälfte der Gewürze miteinander vermengen, und die Blumenkohl-Stücke mit dieser Masse bestreichen. Dann auf einem Backblech bei 220 Grad ca. 20 Minuten backen.
In einer kleinen Schüssel die zweite Hälfte der Gewürze mit dem Öl und der veganen Barbecue-Soße zu einer Marinade verrühren und diese über die Blumenkohl-Wings gießen. Nun nochmal für weitere 5 Min in den Backofen schieben.

Abendessen & Salate

47 Bruschetta

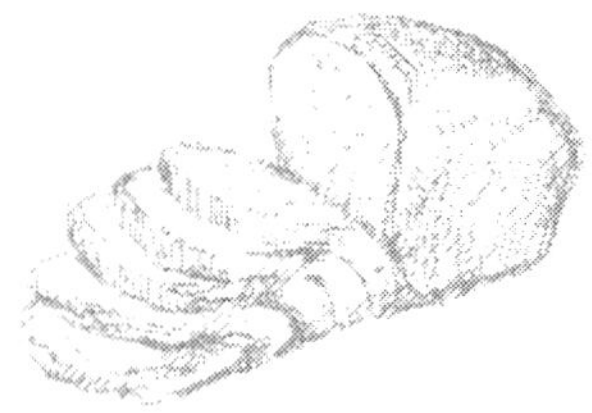

10 min | 4 Portionen | 322 kcal | 11g Fett | 48g Kohlenhydrate | 9g Eiweiß

Zutaten:

400g Tomaten
12 Scheiben Ciabatta
Salz, Pfeffer
3 EL Olivenöl
2 Knoblauchzehen
1 Bund Basilikum

Zubereitung:

Tomaten entkernen und fein würfeln, den Knoblauch und den Großteil des Basilikums zerhacken. Alles miteinander vermengen und mit dem Öl, Salz und Pfeffer abschmecken. Das Ciabattabrot bei 250 Grad Celsius im Backofen rösten, anschließend die Tomatenmischung auf den Scheiben verteilen und mit Basilikum garnieren.

48 Tempeh-Bällchen

30 min | 4 Portionen | 401,4 kcal | 15,4g Fett | 38,2g Kohlenhydrate | 24,7g Eiweiß

Zutaten:

400g Tempeh, natur
150g Paniermehl
1 kleine Zwiebel und 2 Knoblauchzehen
250 ml Wasser
1 EL scharfer Senf
1 EL Olivenöl
2 EL Sojasoße
3 EL Ketchup
je 1 TL Salz, Pfeffer, getrockneten Oregano und Thymian

Zubereitung:

In einem Topf Sojasoße, Wasser und Olivenöl erwärmen, Tempeh mit einer Gabel zerdrücken und für ca. 15 Min. in den Topf geben, köcheln und Flüssigkeit verdampfen lassen. Nun abkühlen lassen.
Anschließend alle Zutaten in einer großen Schüssel miteinander vermengen und aus der Masse kleine Bälle herstellen, die dann für ca. 5 Min. in Öl angebraten werden.

Abendessen & Salate

49 Kichererbsen-Salat mit Nüssen

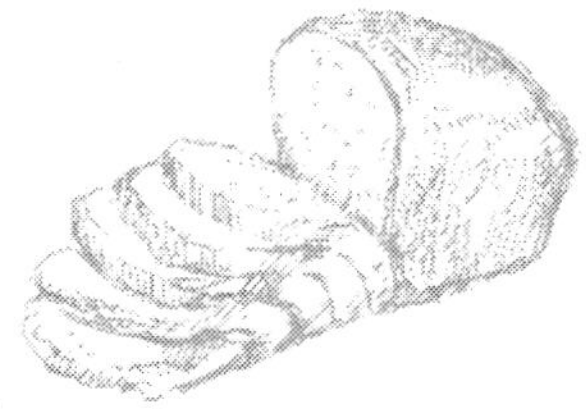

15 min | 4 Portionen | 489 kcal | 34g Fett | 28g Kohlenhydrate | 17g Eiweiß

Zutaten:

Salz, Pfeffer, Kreuzkümmel
60g grüne Bohnen
2 Frühlingszwiebeln
½ Knoblauchzehe
100g rote Paprika
100g Kichererbsen aus der Dose
50g Brunnenkresse
1 EL Olivenöl
1 TL Balsamico

Zubereitung:

Zuerst die grünen Bohnen für 4 Minuten lang garen lassen. Währenddessen die Kichererbsen abtropfen lassen, die Lauchzwiebel klein und die Paprika in Streifen schneiden. Dann die gewaschene Kresse trocknen lassen und die Walnüsse zerhacken. Anschließend Knoblauchzehe mit den Gewürzen, dem Balsamicoessig und dem Olivenöl vermengen. Zuletzt alle Zutaten miteinander vermengen und den Salat in einer Salatschüssel servieren.

50 Hummus mit Avocado-Einlage

5 min | 4 Portionen | 704 kcal | 33g Fett | 79g Kohlenhydrate | 21g Eiweiß

Zutaten:

½ Avocado
1 EL Zitronensaft
1 Paprika
2 Scheiben Walnussbrot
1 Prise Cumin
120g Kichererbsen aus der Dose
1 Knoblauchzehe

Zubereitung:

Zuerst den geschälten Knoblauch mit dem Fruchtfleisch der Avocado und den abgetropften Kichererbsen in einen Mixer geben und verarbeiten. Dann den Zitronensaft und die Gewürze untermengen und das Avocado-Hummus auf das getoastete Brot schmieren.

Abendessen & Salate

51 Tsatsiki-Dip und Falafelbällchen

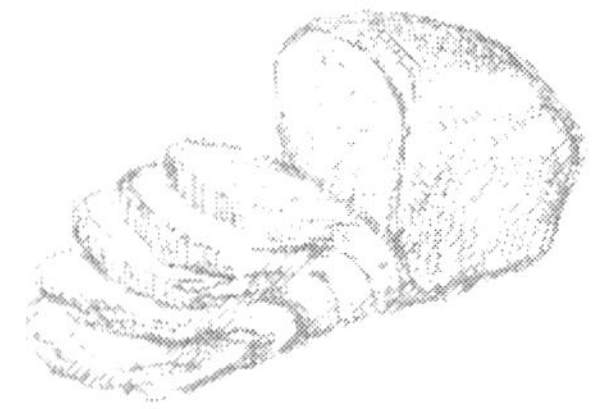

2,5 Std | 2 Portionen | 302,4 kcal | 8,4g Fett | 37,9g Kohlenhydrate | 16,9g Eiweiß

Zutaten:

2 Knoblauchzehen
300g getrocknete Kichererbsen (24 Std. einweichen lassen)
Koriander, Petersilie, Kreuzkümmel
1 Zwiebel
1 EL Öl
Saft einer halben Zitrone

Für den Tsatsiki:
Salz, Pfeffer
400ml Sojajoghurt
Saft einer halben Zitrone
100g Gurke
4 Knoblauchzehen

Zubereitung:

Die Kichererbsen am Vortag für 24 Stunden in Wasser einweichen lassen und anschließend etwa 2 Stunden lang kochen. Die gekochten Kichererbsen danach mit Zwiebeln, Zitronensaft, Knoblauch und Kräutern im Mixer zerkleinern. Die pürierte Kichererbsenmasse anschließend nochmals mit Salz und bei Bedarf mit weiteren Kräutern verfeinern. Nun aus den pürierten Zutaten kleine Bällchen formen und diese dann von allen Seiten knusprig anbraten.
Die Gurke und den Knoblauch für den Dip mithilfe einer Reibe raspeln und in den Joghurt geben. Zum Schluss mit Zitronensaft, Salz und Pfeffer abschmecken. Den Tsatsiki-Dip zu den Bällchen servieren.

52 Krautsalat mal anders

10 min | 1 Portionen | 102 kcal | 9g Fett | 5g Kohlenhydrate | 2g Eiweiß

Zutaten:

25g Chinakohl
30g Karotten
25g Rotkohl
50g Kohlrabi
½ TL Reisessig
1 TL Olivenöl

Zubereitung:

Alle Kohlsorten in dünne Streifen schneiden, in eine Schüssel geben und mit den geraspelten Karotten, dem Öl und Essig vermengen und für 1-2 Stunden im Kühlschrank lagern.

Abendessen & Snacks

53 Vegane Burger-Patties auf Erbsenbasis

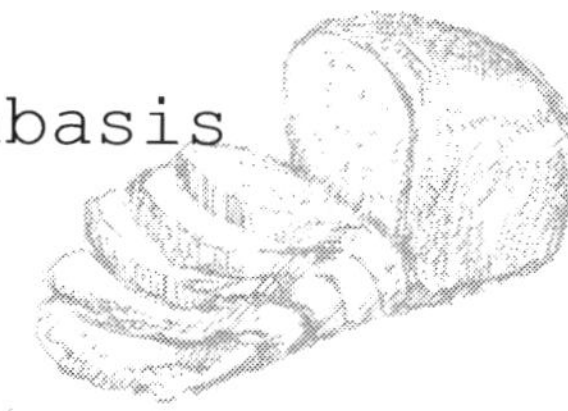

20 min | 2 Portionen | 441,4 kcal | 18,3g Fett | 46,1g Kohlenhydrate | 20,2g Eiweiß

Zutaten:

Salz, Pfeffer, Petersilie, Basilikum
300g Erbsen
100g Haferflocken
50g Spinat
1 EL Rapsöl
30g Hanfsamen
1,5 TL Senf

Zubereitung:

Gegarten Spinat und gekochte Erbsen zu einem Püree verarbeiten. Anschließend Hanfsamen, Kräuter, Gewürze und Haferflocken dazugeben und aus der Masse Patties formen. Die Patties von beiden Seiten etwa 5 Minuten lang braten.

54 Granatapfel-Pistazien-Salat

15 min | 1 Portionen | 681 kcal | 46g Fett | 34g Kohlenhydrate | 34g Eiweiß

Zutaten:

Salz, Pfeffer
150g Tofu
100g Feldsalat
4 Paranüsse
1 EL Kürbiskerne
½ Granatapfel
2 Tomaten
1 EL Pistazien
1 EL Rapsöl
1 Karotte
2 EL Granatapfelsaft

Zubereitung:

Den in Streifen geschnittenen Tofu in Öl anbraten. Tomate und Karotte in mundgerechte Stücke schneiden. Die Nüsse zerhacken und den Granatapfel entkernen. Granatapfelsaft mit Öl, Pfeffer und Salz zu einem Dressing verarbeiten, dann Dressing und Zutaten miteinander vermengen.

Abendessen & Salate

55 Gebratene Ackerbohnen

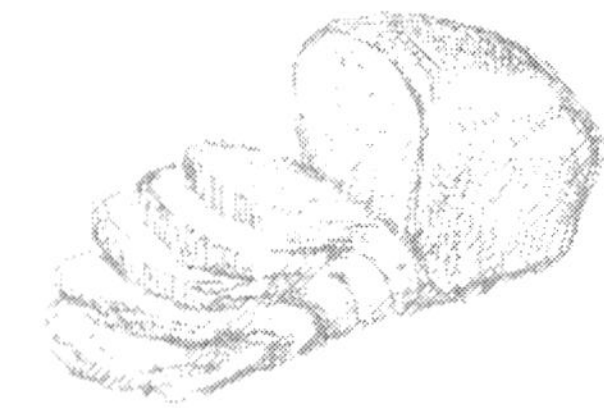

10 min | 4 Portionen | 153 kcal | 8g Fett | 14g Kohlenhydrate | 8g Eiweiß

Zutaten:

1 Zwiebel
Salz, Pfeffer
100g entsteinte Oliven
400g dicke Bohnen (Ackerbohnen)
1 EL Olivenöl

Zubereitung:

Zuerst die Zwiebel in Ringe schneiden und mit Öl in einer Pfanne anbraten. Nach 2 Minuten die Ackerbohnen hinzugeben und weitere 5 Minuten brutzeln lassen. Anschließend mit den Gewürzen abschmecken, bei Bedarf auch Knoblauch oder weitere Kräuter und Gewürze dazutun.

56 Suppe mit Pastinaken

30 min | 2 Portionen | 156 kcal | 2g Fett | 30g Kohlenhydrate | 8g Eiweiß

Zutaten:

Salz, Pfeffer, Paprikapulver, Petersilie
150ml Sojamilch
200g Kartoffeln
200g Pastinaken
500ml Gemüsebrühe

Zubereitung:

Pastinaken und Kartoffeln schälen und grob würfeln. Dann in die Gemüsebrühe geben und etwa 25 Minuten lang kochen lassen, danach die Milch dazugeben und das Gemüse zu einer Suppe pürieren. Mit den Gewürzen abschmecken und die Suppe anschließend mit Petersilie dekorieren.

Abendessen & Salate

57 Ingwer-Karotten-Suppe mit Süßkartoffeln

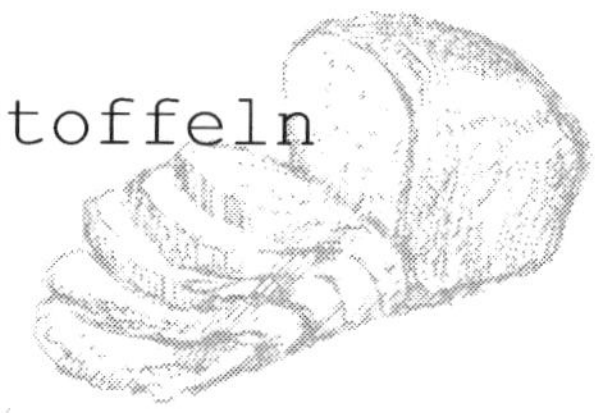

30 min | 4 Portionen | 516 kcal | 16g Fett | 85g Kohlenhydrate | 8g Eiweiß

Zutaten:

2 TL alternative Crème fraîche
Salz, Pfeffer
1 EL Ingwer
2 Zwiebeln
8 Möhren
4 Süßkartoffeln
1,2 L Gemüsebrühe
4 EL Olivenöl

Zubereitung:

Das gesamte Gemüse grob schneiden. In einem großen Topf zuerst die Zwiebeln, dann alle weiteren Zutaten andünsten und mit Gemüsebrühe und Wasser aufgießen. Den Herd herunterschalten und 15 Minuten lang köcheln lassen. Anschließend das Gemüse mithilfe eines Stabmixers pürieren und mit Salz und Pfeffer abschmecken. Zum Schluss mit alternativem Crème fraîche dekorieren.

58 Süßkartoffel aus dem Ofen

45 min | 1 Portionen | 550 kcal | 11g Fett | 79g Kohlenhydrate | 33g Eiweiß

Zutaten:

Salz, Pfeffer
1 EL Schnittlauch
1 TL Olivenöl
1 Süßkartoffel
200g veganer Quark

Zubereitung:

Die gewaschene Süßkartoffel mit Olivenöl bestreichen und für 40 Minuten bei 220 Grad Celsius in den Ofen geben. Quark mit Salz, Pfeffer und gehacktem Schnittlauch zu einem Dip verarbeiten.

Abendessen & Salate

59 Vegane Burger

60 min | 2 Portionen | 400,6 kcal | 12,9g Fett | 55,9g Kohlenhydrate | 12,4g Eiweiß

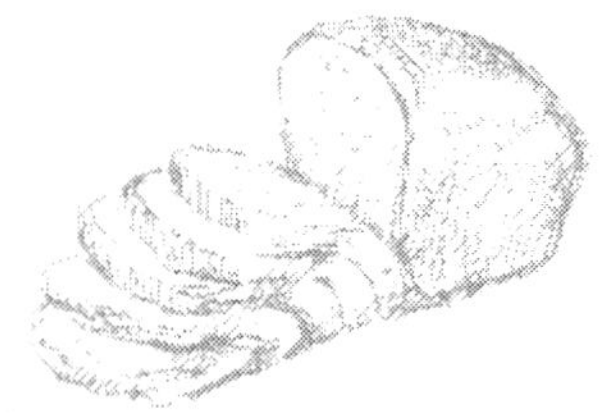

Zutaten:

125g gekochte Kichererbsen
2 Ciabatta-Brötchen (à 70g)
1 EL Sesammus (Tahin)
60g Tomaten
10g Mehl
1 EL gehackte Petersilie
1 kleine Knoblauchzehe
100g Mango
1 Frühlingszwiebel
80g Avocado
Salz, Pfeffer, Kurkuma, Kreuzkümmel, Chiliflocken
4 Salatblätter
50g Rotkohl

Zubereitung:

Aus dem Mehl, Sesammus, Kichererbsen, Knoblauch, Kräuter, Gewürzen und Frühlingszwiebeln eine formbare Masse herstellen.Den Teig anschließend zu Burgerpatties formen und abgedeckt für eine halbe Stunde in den Kühlschrank geben. Die Avocado pürieren oder zerdrücken und mit Pfeffer und Salz verfeinern. Zunächst die Patties gleichmäßig anbraten, dann die Brötchenhälften mit Avocadocreme einstreichen und mit Salatblättern bedecken. Anschließend gebratene Burgerpatties auf den Salat geben, mit Tomatenscheiben, Mango und 2 EL Rotkohl belegen und mit der 2. Brötchenhälfte bedecken. Bei Bedarf mit einem Spieß befestigen.

Abendessen & Salate

60 Rote-Beete-Patties

30 min | 2 Portionen | 763,6 kcal | 36,8g Fett | 78,8g Kohlenhydrate | 23,9g Eiweiß

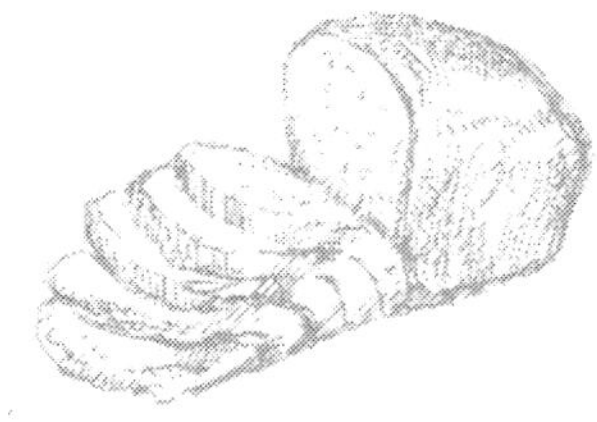

Zutaten:

2 Vollkornbrötchen (à 70g)
Salz, Pfeffer
1 rote Zwiebel
50g Salat
80g Avocado
100g Rote Beete
60g Tomaten
100g Quinoa
50g Walnüsse, gehackt
200g weiße Bohnen aus der Dose
1 EL Olivenöl

Zubereitung:

Zwiebeln und Rote Beete mithilfe einer Reibe reiben,
die Walnüsse hacken und anschließend die Quinoa nach Packungsanweisung kochen. Danach etwas Öl in einer Pfanne erhitzen und Rote Beete mit der Zwiebel kurz anbraten und abschmecken. Anschließend alle bearbeiteten Zutaten, also Quiona, Bohnen, Zwiebelmasse und Nüsse miteinander pürieren und nach Bedarf würzen. Aus dieser Masse Patties formen und von beiden Seiten anbraten. Die untere Brötchenhälfte mit Salatblättern belegen, Burgerpatties darüberlegen und mit Tomaten, Zwiebeln und Avocado servieren, dann mit dem Brötchendeckel abschließen.

Abendessen & Salate

61 One-Pot Spaghetti

30 min | 2 Portionen | 768,1 kcal | 26,3g Fett | 95,4g Kohlenhydrate | 32,3g Eiweiß

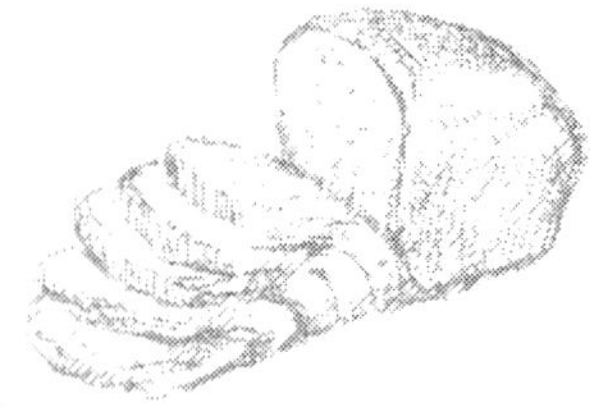

Zutaten:

250g Vollkornspaghetti
4 EL Erdnüsse
3 EL Erdnussmus
300g Brokkoli
100g Kirschtomaten
50g Champignons
1 Paprika
10g Ingwer
5g frische Peperoni
1 EL Sesam
1 große Knoblauchzehe
1 EL Olivenöl
4 EL Sojasoße
je 1 TL Salz und Pfeffer
600ml Wasser

Zubereitung:

Ingwer und Knoblauch fein hacken und anbraten. Brokkoli, Tomaten, Paprika und Peperoni ebenfalls klein schneiden und mit in die Pfanne geben. Nüsse auch zum Ende in die Pfanne geben und kurz anrösten. Nun 600 ml Wasser und ungekochte Nudeln dazugeben und bei geschlossenem Deckel ca. 15 Min. kochen lassen.
Anschließend Erdnussmus und Sojasoße einrühren, mit Salz und Pfeffer abschmecken und mit Sesam dekorieren

Abendessen & Snacks

62 Gemüse Quiche

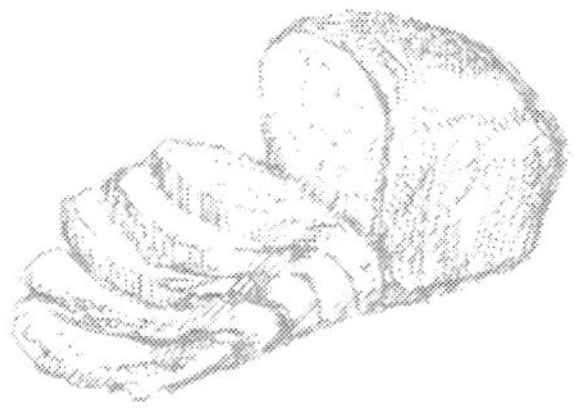

75 min | 4 Portionen | 652,6 kcal | 34g Fett | 67,3g Kohlenhydrate | 14,6g Eiweiß

Zutaten:

200 ml Sojasahne
Salz, Pfeffer, Kräuter de Provence
100g Kichererbsenmehl und 100 ml Wasser
200g Zucchini
200g gelbe Paprika
100g Aubergine
Für den Teig:
½ TL Salz
150g Margarine
250g Weizenmehl

Zubereitung:

Für den Teig die oben genannten Zutaten mit ca. 3 EL Wasser vermengen und zu einer gleichmäßigen Masse verarbeiten, diese dann in eine gefettete Quiche- oder Springform legen und für 30 Minuten im Kühlschrank kühlen lassen.
Sahne mit Wasser, Kichererbsenmehl, Salz, Pfeffer und Gewürzen leicht schaumig schlagen. Das Gemüse in breite Streifen schneiden, in die Springform geben und die Soße darüber gießen, dann bei 200 Grad Ober-/ Unterhitze eine halbe Stunde im Backofen backen.

63 Gemüse-Tofu-Pfanne

20 min | 1 Portionen | 366,1 kcal | 16g Fett | 27,2g Kohlenhydrate | 25,7g Eiweiß

Zutaten:

1 EL Öl
100g TK-Erbsen
150g Tofu
150g Brokkoli
1 Zwiebel
100g Karotte
2 EL Sojasoße
Salz, Pfeffer

Zubereitung:

Den in Würfel geschnittenen Tofu etwa 10 Minuten lang in heißem Öl anbraten und mit der Sojasoße ablöschen. Dann das Gemüse in mundgerechte Stücke schneiden und gemeinsam mit den Erbsen zum Tofu geben. Die Masse dann weitere 10 Minuten braten und zum Schluss mit Salz und Pfeffer verfeinern

64 Ofen-Tomaten

2 Std | 6 Portionen | 48 kcal | 3g Fett | 5g Kohlenhydrate | 2g Eiweiß

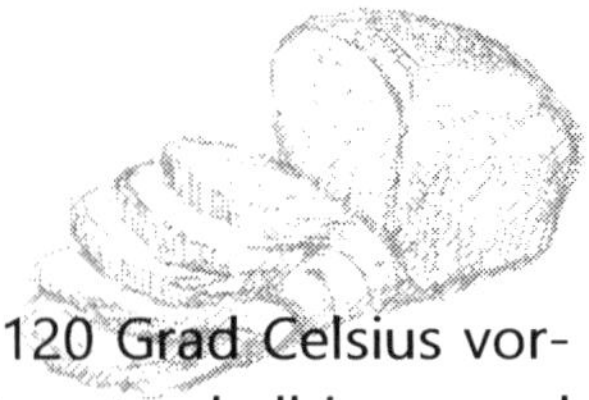

Zutaten:

Salz
1 EL Olivenöl
12 Tomaten (am besten eignen sich hierfür Pflaumentomaten)
1 EL Thymian (optimal: frisch)

Zubereitung:

Den Backofen auf 120 Grad Celsius vorheizen. Dann die Tomaten halbieren und auf ein mit Backpapier ausgelegtes Backblech legen. Kräuter, Salz und Olivenöl darüber geben. Die Tomaten für etwa 2 Stunden im Backofen garen, bis sie aufplatzen.

Abendessen & Snacks

65 Klassischer Kartoffelsalat

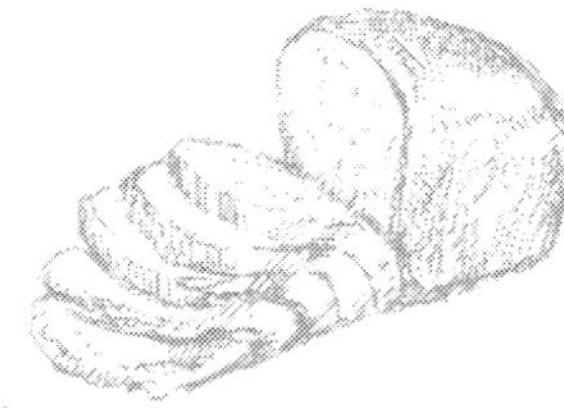

25 min	2 Portionen	336,1 kcal	10,9g Fett	50,1g Kohlenhydrate	7,2g Eiweiß

Zutaten:

500g festkochende Kartoffeln
1 EL gelber Senf
2 Zwiebeln
Salz, Pfeffer, Muskat
125ml vegane, heiße Brühe
2 EL Öl
3 EL Essig (Weißweinessig, vegan)

Zubereitung:

Gekochte Kartoffeln von der Schale befreien und zu sehr dünnen Scheiben verarbeiten. Dann die heiße Brühe mit den Zwiebeln untermengen und mit Öl, Essig, Senf, Salz, Pfeffer und Muskatnuss abschmecken. Wer mag, kann auch Gurken zu dem Salat geben.

66 Kalter Dinkel-Salat

60 min	4 Portionen	417 kcal	9,8g Fett	66,3g Kohlenhydrate	13,3g Eiweiß

Zutaten:

100g Tomaten
400g Dinkel
100g Möhre
100g Gurke
100g gelbe Paprika
2 EL Olivenöl
Jeweils 1 Zweig glatte Petersilie und Basilikum
Salz, Pfeffer

Zubereitung:

Den Dinkel für etwa 40 Minuten in kochendem Wasser garen und nach der Garzeit direkt eiskalt abschrecken. Aus den gehackten Kräutern, Salz, Pfeffer und dem Olivenöl ein Dressing herstellen. Das kleingeschnittene Gemüse mit dem Dressing und dem Dinkel in eine große Servierschüssel geben und ordentlich miteinander vermengen. Abschließend bis zum Servieren in den Kühlschrank stellen.

Abendessen & Salate

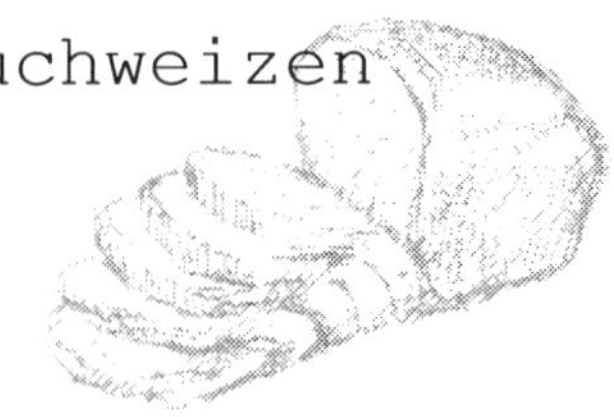

67 Grünkohl-Salat mit Quinoa und Buchweizen

30 min | 4 Portionen | 428,6 kcal | 22,6g Fett | 37,9g Kohlenhydrate | 15,5g Eiweiß

Zutaten:

100g Quinoa
200g Grünkohl
50g Buchweizen
2 EL Zitronensaft
50g Avocado
100g Edamame
100g Cherrytomaten
100g Sesammus (Tahini)
3 EL Wasser
Salz, Pfeffer, Knoblauch

Zubereitung:

Buchweizen, Edamame und Quinoa nach Packungsangabe garen, anschließend abschrecken und beiseitelegen. Die gewaschenen Blätter von dem Grünkohl gemeinsam mit kleingeschnittenen Tomaten und Avocado sowie Buchweizen, Edamame und Quinoa in eine Servierschüssel geben.
Aus dem Sesammus, Zitronensaft, Gewürzen und Wasser ein Dressing herstellen und unter den Salat mengen.

68 Klassischer Couscous-Salat

30 min | 2 Portionen | 777,6 kcal | 19,8g Fett | 124,6g Kohlenhydrate | 20,3g Eiweiß

Zutaten:

250ml Gemüsebrühe/Fond
250g Couscous
1 rote und 1 gelbe Paprika
2 EL Essig (Reisessig)
1 Dose Mais
3 EL Öl, 1 EL Tomatenmark
1 EL rote Currypaste
4 Stangen Lauchzwiebeln
Salz, Pfeffer, Chilipulver, Kreuzkümmel, etwas Zucker
1 EL Sojasoße
Petersilie, Schnittlauch

Zubereitung:

Couscous mit Brühe oder Fond bedecken und ca. 10 Minuten quellen lassen, bei Bedarf mehr Flüssigkeit hinzufügen. Reisessig, Currypaste, Öl, Tomatenmark und Sojasoße dazugeben. Dann Das kleingeschnittene Gemüse und die zerhackten Kräuter untermengen, mit Salz, Pfeffer, Chilipulver, etwas Zucker und Kreuzkümmel abschmecken. Feingehackte Petersilie oder Schnittlauch darüber geben.

Abendessen & Salate

69 Bunter Kichererbsen-Salat

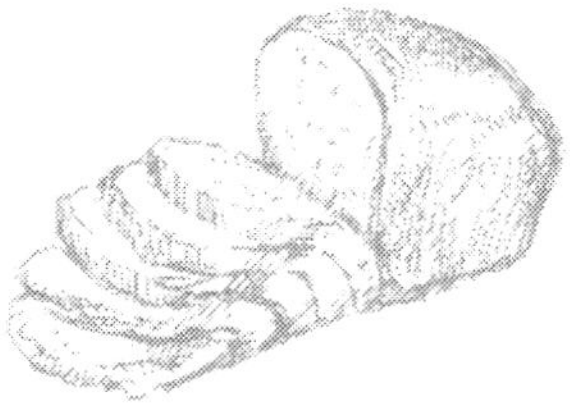

10 min | 2 Portionen | 224,6 kcal | 4,7g Fett | 32,3g Kohlenhydrate | 11,8g Eiweiß

Zutaten:

1 Dose Kichererbsen (400g)
Saft einer Limette
200g Gurke
100g Radieschen
100g Cherrytomaten
Salz und Pfeffer

Zubereitung:

Kichererbsen in ein Sieb geben und abtropfen lassen. Dann die Tomaten, die Radieschen und die Gurken in dünne Scheiben bzw. kleine Stücke schneiden und mit den Kichererbsen vermengen. Darüber den Limettensaft geben und mit Pfeffer und Salz verfeinern.

70 Minestrone

40 min | 4 Portionen | 410 kcal | 11,3g Fett | 54,9g Kohlenhydrate | 19,4g Eiweiß

Zutaten:

1 Dose helle Bohnen (400g)
200g Quinoa
400g Spitzkohl
1 Dose Tomaten, gehackt (240g)
Je 1 TL Thymian, Dill, Petersilie, Basilikum
3 Stangen Sellerie
1 Liter Gemüsebrühe
2 Knoblauchzehen
300g Karotten
2 EL Olivenöl
Salz, Pfeffer, Paprikapulver

Zubereitung:

Das gesamte Gemüse mit den Zwiebeln und Knoblauch klein schneiden. Zuerst Zwiebeln und Knoblauch anbraten, dann das Gemüse, Tomatenmark und Kräuter hinzugeben, kurz mitbraten und mit gehackten Dosentomaten und der Brühe übergießen, dann weitere 10 Minuten köcheln lassen. Die gewaschene Quinoa hinzugeben und 15 Minuten kochen lassen. Zum Schluss die Bohnen hinzugeben und nach eigenem Ermessen Kräuter und Gewürze dazugeben.

Abendessen & Salate

71 Sellerie-Spinat-Suppe

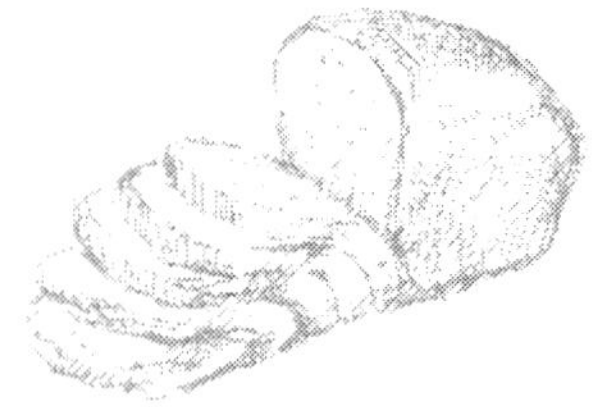

15 min | 2 Portionen | 171,4 kcal | 6,8g Fett | 19,5g Kohlenhydrate | 6,9g Eiweiß

Zutaten:

1 Stange Sellerie
500ml Wasser oder Gemüsebrühe
1 Handvoll Spinat
1 Stange Lauch
1 EL Ingwer
1 Pastinake
2 Möhren
1 Zwiebel
1 EL Kokosöl
1 Chili
Saft einer halben Zitrone
1 Handvoll Petersilie und Basilikum

Zubereitung:

Alles außer Chili, Ingwer, Zitronensaft, Kokosöl und Kräuter in kleine Stücke schneiden, anschließend in Gemüsebrühe oder Wasser garen. Dann das Kokosöl, Chili und Ingwer dazugeben, bevor zum Schluss Zitronensaft und Kräuter untergemengt werden.

Gratis Download – 120 Rezepte mit Farbfotos

Auf den folgenden Seiten in diesem Buch finden Sie 120 leckere, vegane Proteinrezepte mit den dazugehörigen Nährwertangaben. Lassen Sie es sich schmecken und haben Sie viel Spaß beim Nachkochen!
Wichtiger Hinweis: In einigen Rezepten finden Sie anstelle von Eiern den veganen „Ei-Ersatz". Sollte es nicht auf der Verpackung angegeben sein, so nutzen Sie einen Teelöffel von dem Ersatz-Pulver anstelle eines Eis.

Unter diesem Link können Sie alle 120 Rezepte MIT FARBFOTOS gratis downloaden:

https://virtuoso-verlag.de/120-Vegane-Rezepte

Gratis Download mit dem QR-Code
Sie können diesen QR-Code als Alternative zum Link nutzen. Lesen Sie ihn ganz einfach mit Ihrem Smartphone oder Tablet-PC und einer geeigneten, kostenlosen App. Dazu starten Sie die jeweilige App, richten Ihre Kamera auf den Code und warten kurz, bis die App den Code erkannt hat. Danach gelangen Sie sofort zu unserem Download.

Sollte der Download nicht funktionieren, so schreiben Sie bitte an:
info@virtuoso-verlag.de

Ich werde dann dafür sorgen, dass Sie die Datei mit meiner Rezeptsammlung direkt per E-Mail als Anhang erhalten.

Übrigens werden Ihnen alle Fotos zu den Rezepten *nicht im* Buch sondern als Gratis Download zur Verfügung gestellt, um Ihnen einen günstigeren Preis für dieses Kochbuch anbieten zu können.

Desserts

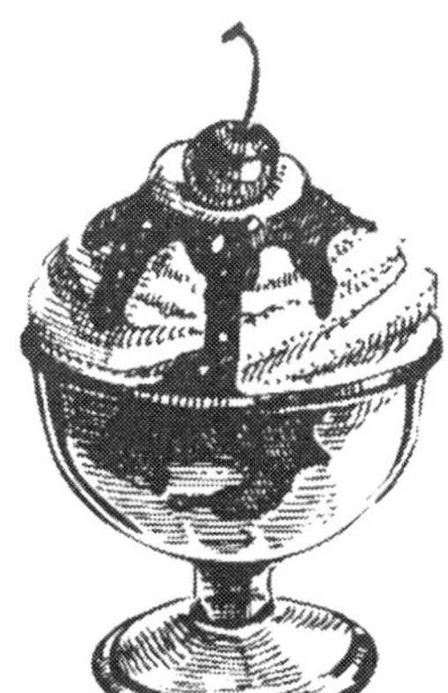

Desserts

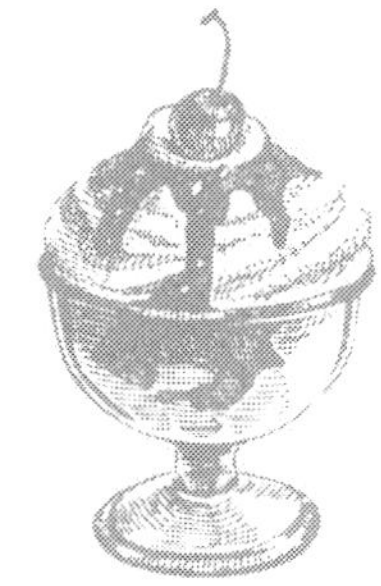

72 Zitrusfruchtsorbet mit Banane

10 min | 4 Portionen | 383 kcal | 0,5g Fett | 89g Kohlenhydrate | 2g Eiweiß

Zutaten:

3 Bananen
375ml Orangensaft
500ml Wasser
125ml Zitronensaft
225g Zucker

Zubereitung:

Zuerst die Bananen mit dem Zitronensaft und dem Zucker pürieren, in ein Gefäß umfüllen und Orangensaft und Wasser unterrühren. Das Sorbet für 4 Stunden ins Kühlfach legen. Tipp: Für ein Fruchtsorbet einfach eine Banane durch eine Mango ergänzen.

73 Protein-Crumble

1 Std | 4 Portionen | 231 kcal | 10,8g Fett | 22g Kohlenhydrate | 10,2g Eiweiß

Zutaten:

250g gemischte Beeren
30g Proteinpulver Vanille oder neutral
150g Sojajoghurt
60g Haferflocken
40g Mandeln, gemahlen
je 1 EL Kokosöl und Ahornsirup
je 1 TL Zimt und Vanille

Zubereitung:

Kokosöl und Ahornsirup leicht erwärmen und mit gemahlenen Mandeln, Proteinpulver und Haferflocken vermengen bis Streusel entstehen. In

einer geeigneten Backform die Beeren auf dem Boden verteilen und dann die Streusel darüber geben. Zimt und Vanille darauf verteilen und anschließend bei 180 Grad (Ober- & Unterhitze) ca. 40 Min. backen.

Am besten noch warm mit dem Sojajoghurt genießen!

Desserts

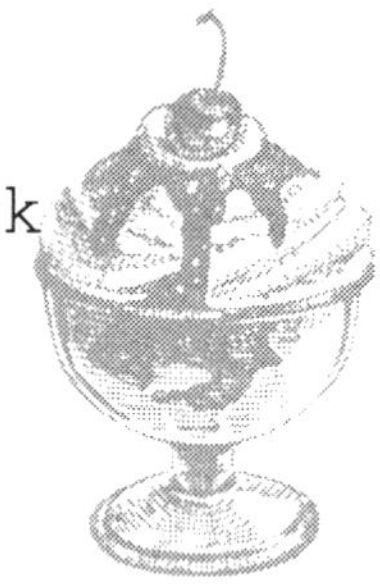

74 Süßkartoffelchips mit Rosmaringeschmack

30 min | 2 Portionen | 235 kcal | 8g Fett | 39g Kohlenhydrate | 3g Eiweiß

Zutaten:

1 EL Olivenöl
1 Süßkartoffel
½ TL Kreuzkümmel
2 Zweige Rosmarin
1 Prise Zucker
Salz, Chilipulver

Zubereitung:

Die Süßkartoffel zuerst in sehr feine Scheiben reiben, dann von beiden Seiten bepinseln. Zwei Backbleche ebenfalls mit etwas Öl bepinseln und die Süßkartoffelscheiben mit den Rosmarinzweigen in einer Schicht darauflegen. Die Backbleche für 7 Minuten in den vorgeheizten Backofen bei 180 Grad Celsius geben und backen, bis eine leichte Bräunung erreicht ist. Anschließend wenden und weitere 7-10 Minuten backen. Die übrigen Gewürze miteinander vermengen und zum Schluss über die fertigen Süßkartoffelchips streuen.

75 Asiatischer Sweet-Chili-Dip

5 min | 4 Portionen | 66 kcal | 1g Fett | 14g Kohlenhydrate | 2g Eiweiß

Zutaten:

2 Frühlingszwiebeln
4 EL Ahornsirup
4 EL asiatische Chilisauce, scharf

Zubereitung:

Frühlingszwiebeln hacken und mit den anderen Zutaten in einem Schälchen vermengen. Schmeckt gut zu selbstgemachten Kartoffel-Chips.

Desserts

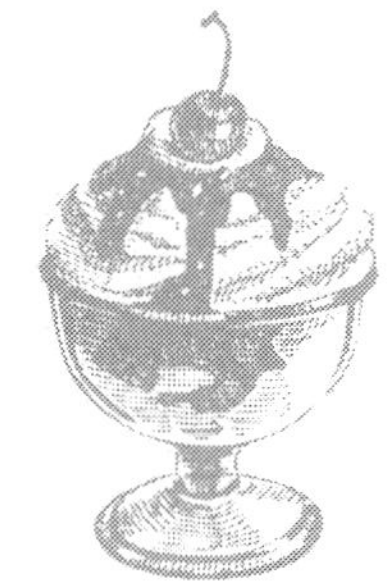

76 Auberginen-Paste

50 min | 4 Portionen | 160 kcal | 6g Fett | 22g Kohlenhydrate | 7g Eiweiß

Zutaten:

Kreuzkümmel, Salz, Petersilie
2 EL Sesampaste (Tahin)
1 Aubergine
2 EL Zitronensaft
2 Knoblauchzehen
100g Brotchips (aus dem Supermarkt oder selbstgemacht)

Zubereitung:

Mit einer Gabel mehrmals in die Aubergine stechen und anschließend für 30-45 Minuten bei
180 Grad Celsius in den Backofen geben, bis die Aubergine sehr weich ist und leicht zusammenfällt. Aubergine abkühlen lassen, die Haut abziehen und die Sesampaste mit Zitronensaft, dem Fruchtfleisch der Aubergine und Gewürzen pürieren. Die Auberginenpaste mit den Brotchips servieren.

77 Grünkohl aus dem Backofen

20 min | 1 Portionen | 296 kcal | 27g Fett | 8g Kohlenhydrate | 9g Eiweiß

Zutaten:

Salz, Pfeffer
2 EL Olivenöl
200g Grünkohl

Zubereitung:

Die gewaschenen Blätter des Grünkohls auf ein mit Backpapier belegtes Backblech geben und mit Olivenöl einreiben. Anschließend würzen und für 10-15 Minuten bei 180 Grad Celsius knusprig backen.

Desserts

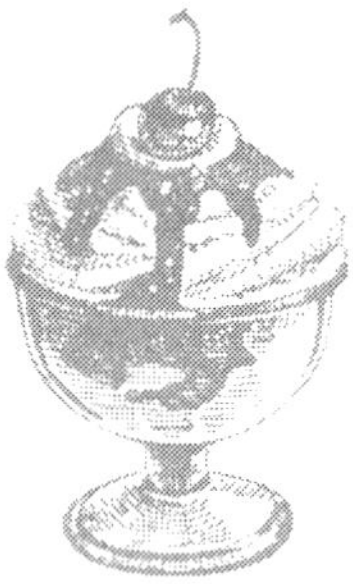

78 Joghurt auf Himbeeren

40 min | 1 Portionen | 493 kcal | 11,3g Fett | 71,1g Kohlenhydrate | 48,9g Eiweiß

Zutaten:

1 EL Chia-Samen
250g Sojajoghurt
2 EL veganer Eiweiß-Shake (Vanille)
1 EL Xucker
150g TK-Himbeeren

Zubereitung:

Himbeeren mit dem Xucker vermengen und auftauen lassen. Anschließend den Sojajoghurt mit den übrigen Zutaten vermengen und 30 Minuten quellen lassen, danach erneut umrühren.
Die halb-aufgetauten Himbeeren in eine Servierschale geben und mit dem Sojajoghurt befüllen.

79 Haferflocken mit Chiasamen

15 min | 1 Portionen | 287 kcal | 7g Fett | 41g Kohlenhydrate | 14g Eiweiß

Zutaten:

1 TL Chia-Samen
150ml Wasser
150ml fettarme Sojamilch
120g Erdbeeren
50g zarte Haferflocken

Zubereitung:

Haferflocken gemeinsam mit Milch und Wasser für etwa 10 Minuten auf den Herd geben, anschließend in eine Schüssel füllen und mit Obst (hier: Erdbeeren) und den Chia-Samen garnieren.

80 Klassischer Protein-Grießbrei

15 min | 1 Portionen | 635 kcal | 9g Fett | 103,5g Kohlenhydrate | 27,8g Eiweiß

Zutaten:

Zimt
500ml Hafermilch
100g Grieß
20g veganes Proteinpulver Vanille

Zubereitung:

Die Hafermilch in einem Topf heiß werden lassen, anschließend vom Herd nehmen. Dann das Proteinpulver und den Grieß unterrühren und 10 Minuten quellen lassen. Den Grießbrei mit Zimt garniert servieren.

Desserts

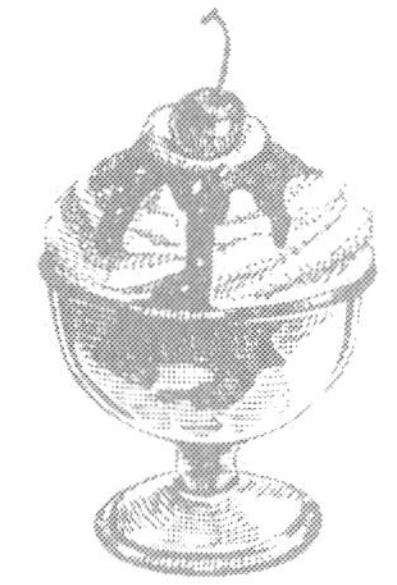

81 Apfelmus-Schicht-Dessert

25 min | 4 Portionen | 288,7 kcal | 8,7g Fett | 41,6g Kohlenhydrate | 11g Eiweiß

Zutaten:

1kg Äpfel kleingeschnitten, mit Zitrone beträufelt
400g Sojajoghurt, 10% Fett
10g Xucker
2 Stangen Zimt
40g Walnüsse

Zubereitung:

Die Zimtstangen mit 100ml Wasser in einen Topf geben und aufkochen, dann die Äpfel hinzugeben und etwa 15 Minuten lang bei niedriger Stufe köcheln lassen. Nach Geschmack mit Xucker oder aber mehr Äpfeln vermengen und zerdrücken. Dann das Apfelmus in Servierschalen geben, den Sojajoghurt darüber geben und mit den Walnüssen garniert servieren.

82 Protein-Torte mit Apfelstücken

30 min | 8 Portionen | 140,8 kcal | 6,1g Fett | 15,3g Kohlenhydrate | 7,9g Eiweiß

Zutaten:

500g Sojaquark
50g Walnüsse, halbiert
3 Ei-Ersatz
70g Xucker
½ TL Zitronenschale
30g Kokosmehl
30g Proteinpulver
1-2 Äpfel, geviertelt

Zubereitung:

Den Quark mithilfe eines Küchentuchs ausdrücken. Dann den Xucker und den Eiersatz schaumig schlagen. Ausgedrückten Sojaquark, Zitrone und das Kokosmehl mit den Äpfeln und den Nüssen vermengen. Zum Schluss die steif geschlagene Ei-Masse vorsichtig untermengen.

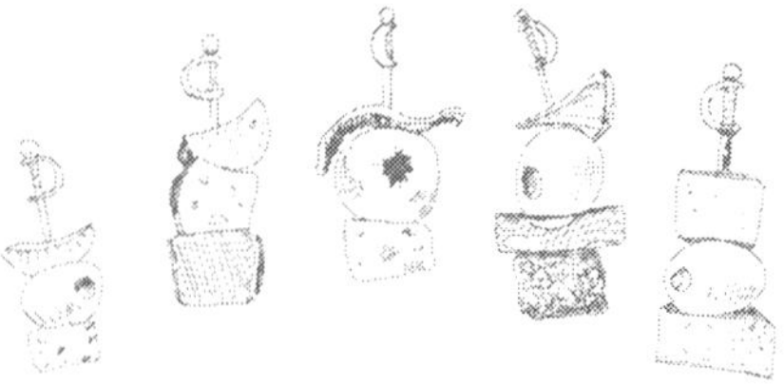

Snacks & Brote

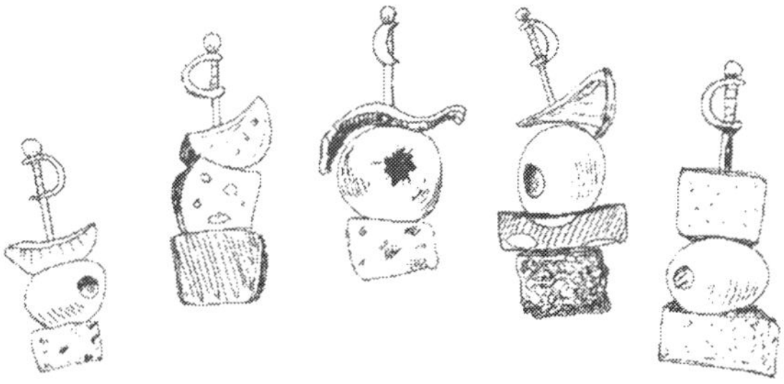

Snacks & Brote

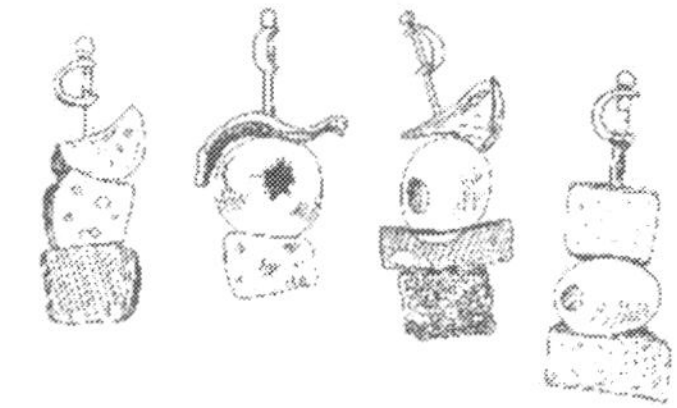

83 Protein-Riegel

40 min | 10 Portionen | 190 kcal | 8,6g Fett | 15,9g Kohlenhydrate | 11g Eiweiß

Zubereitung:

Alle Zutaten in einem geeigneten Mixer fein pürieren. Ein Backblech mit Backpapier auslegen, und die Masse darauf gleichmäßig und eben verteilen. Nun bei 160 Grad 15-20 Minuten ausbacken. Dabei sollte man darauf achten, dass die Riegel saftig und weich bleiben.
Wenn die Riegel ausgekühlt sind, können sie mit geschmolzener Kuvertüre bestrichen und in Riegelform geschnitten werden.

Zutaten:

250 ml Mandelmilch
100g gemahlene Mandeln
100g Eiweißpulver Vanille
30g Datteln
50g Reismehl
20g Kokosmehl
20g Kokosblütenzucker
1 EL Backkakao
50g Kuvertüre Vollmilch

84 Lieblings-Kekse aus Nüssen, Kernen & Samen

45 min | 10 Portionen | 130,2 kcal | 11,3g Fett | 2g Kohlenhydrate | 4g Eiweiß

Zubereitung:

Puderxucker und Eiersatz miteinander vermengen. Dann die Kerne, Nüsse, Samen und das Kokosöl vermengen und zur Xucker-Ei-Menge geben. Den Backofen auf 170 Grad vorheizen, währenddessen die Masse 15 Minuten quellen lassen. Anschließend kleine Teig-Häufchen auf das Backpapier geben und für 15 Minuten bei Umluft-Einstellung in den Backofen geben. Danach die Kekse einmal umdrehen und weitere 8 Minuten im Backofen lassen. Nach der Backzeit können die abgekühlten Kekse mit flüssiger Schokolade beträufelt werden.

Zutaten:

30g geschrotete Leinsamen
1 Ei-Ersatz
60g Sonnenblumenkerne
50g Puderxucker
70g gehackte Haselnüsse
15g Kürbiskerne
10g Chiasamen
15g geschmolzenes Kokosöl

Snacks & Brote

85 Hummus aus Sojabohnen

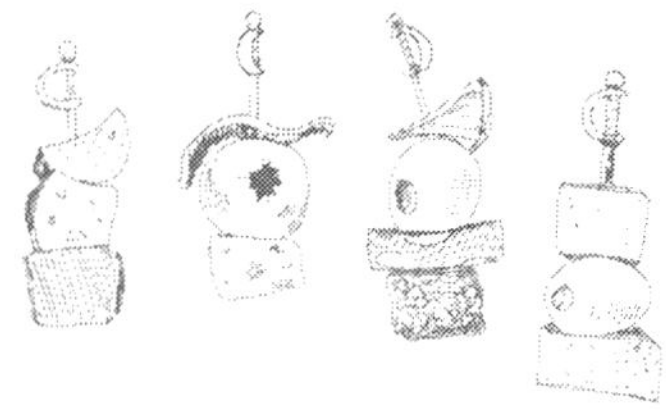

15 min | 4 Portionen | 115 kcal | 7g Fett | 8g Kohlenhydrate | 7g Eiweiß

Zutaten:

200g ungeschälte TK-Sojabohnen
1 EL Sesampaste (Tahin)
1 EL Olivenöl
1 EL Wasser
1 EL Zitronensaft
Salz
1 Knoblauchzehe

Zubereitung:

Die Sojabohnen mit der Schale für 5 Minuten in Wasser mit Salz kochen, abgießen und die einzelnen Kerne von der Schale befreien. Anschließend alle Zutaten miteinander vermengen und in einem Mixer zu einem Püree verarbeiten. Sollte das Hummus zu fest sein, kann es mit 1-2 EL Wasser verdünnt werden.

86 Avocado-Dip

5 min | 1 Portionen | 280 kcal | 28g Fett | 5g Kohlenhydrate | 4g Eiweiß

Zutaten:

½ Paprika
1 Spritzer Limettensaft
½ reife Avocado
Pfeffer, Salz

Zubereitung:

Das Fruchtfleisch aus der Avocado entnehmen und mit Limettensaft mischen, dann mit Pfeffer und Salz abschmecken. Die Paprika zu Streifen schneiden und mit dem Dip genießen. Hierzu passen auch Cracker oder Tortilla-Chips hervorragend.

Snacks & Brote

87 Zwiebelschmalz vegan

20 min | 20 Portionen | 102,7 kcal | 10,1g Fett | 1,7g Kohlenhydrate | 0,4g Eiweiß

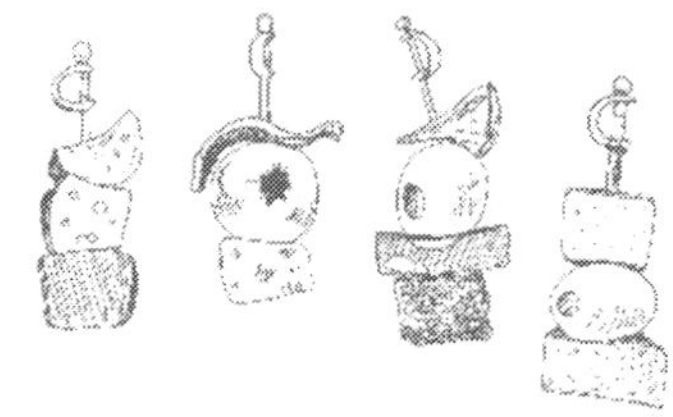

Zutaten:

halber saurer Apfel (ca. 50g)
200g Kokosöl
3 EL Haselnüsse, gehackt
1 Zwiebel und 1 große Knoblauchzehe
1 TL Salz und Pfeffer

Zubereitung:

In einem Topf Zwiebeln und Knoblauch in Öl glasig braten, restliche Zutaten kurz dazugeben. Nun vom Herd nehmen und schnell in eine kleine Schüssel oder ein geeignetes Glas füllen und auskühlen lassen, bis das Öl wieder erhärtet ist.

88 Möhren-Joghurt

5 min | 10 Portionen | 43 kcal | 3g Fett | 4g Kohlenhydrate | 1g Eiweiß

Zutaten:

Salz, Pfeffer
1 Knoblauchzehe
2 EL Olivenöl
150g veganer Joghurt
500g Möhren

Zubereitung:

Die Karotten raspeln und anschließend kurz in Öl garen, die Knoblauchzehe pressen und hinzugeben. Abgekühlte Möhrenmasse unter den Joghurt rühren und mit Gewürzen abschmecken. Schmeckt sehr gut als Brotaufstrich oder als Dip.

89 Olivenpaste

5 min | 4 Portionen | 242 kcal | 25g Fett | 7g Kohlenhydrate | 2g Eiweiß

Zutaten:

Salz, Pfeffer
Saft einer ½ Zitrone
3 EL Olivenöl
5 Knoblauchzehen
200g entsteinte, schwarze Oliven
5 Zweige Petersilie

Zubereitung:

Alle Zutaten in einen Mixer geben und miteinander pürieren, sodass eine dunkle Paste entsteht. Diese bei Bedarf erneut abschmecken. Schmeckt lecker auf dem Brot oder als Dip.

Snacks & Brote

90 Knoblauch-Bohnen

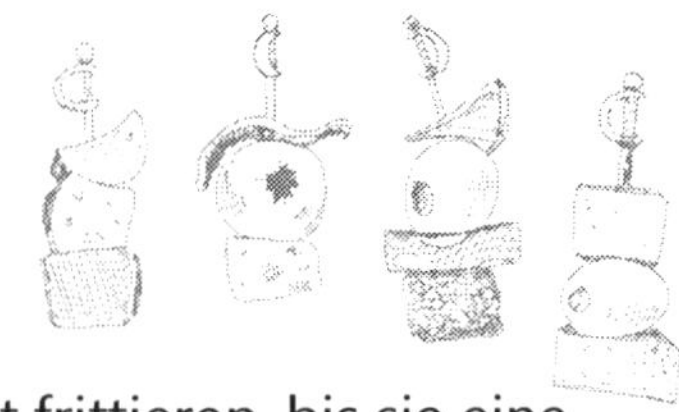

10 min | 2 Portionen | 557 kcal | 51g Fett | 19g Kohlenhydrate | 7g Eiweiß

Zutaten:

1 TL Zucker
500g grüne Bohnen
4 Knoblauchzehen
100ml Rapsöl
1 TL Salz

Zubereitung:

Den Knoblauch schälen und in ganz dünne Scheiben schneiden, dann diese Scheibchen etwa 2 Minuten lang in dem heißen Fett frittieren, bis sie eine leichte goldbraune Farbe haben.
Dann herausnehmen und auf einem Küchentuch abtropfen lassen. Die geputzten Bohnen in Salzwasser etwa 5 Minuten lang kochen, dann in das restliche Öl vom Knoblauch geben und auch ca. 2 Minuten lang frittieren. Die Bohnen anschließend unter kaltes Wasser geben und auf einem Küchentuch trocknen lassen. Knoblauch mit den Bohnen in eine Schüssel geben, etwas Zucker, Salz und 2 TL von dem Öl hinzugeben. Super geeignet als Beilage zu Fleisch.

91 Knusperflocken

60 min | 6 Portionen | 265,3 kcal | 21,5g Fett | 10,1g Kohlenhydrate | 6,8g Eiweiß

Zutaten:

100g Zartbitterschokolade
40g Kokosflocken
10g Chia-Samen
100ml vegane Sahne (z. B. von „alpro“)
100g gestiftelte Mandeln
2 TL Zimt
5ml Süßstoff
20g Leinsamen

Zubereitung:

Die im Wasserbad geschmolzene Schokolade mit der Sahne, dem Kokosöl und dem Süßstoff vermengen, bis sich eine homogene Masse bildet. Dann die Chia- und Leinsamen, Zimt, Kokosflocken und Mandeln in die Schokoladenmasse geben und mithilfe zweier Löffel Muffinförmchen mit der Masse befüllen. Anschließend abkühlen lassen und bis zum Verzehr im Kühlschrank aufbewahren.

Snacks & Brote

92 Schokoladen-Rosen

35 min | 4 Portionen | 81,1 kcal | 0,6g Fett | 10,7g Kohlenhydrate | 7,4g Eiweiß

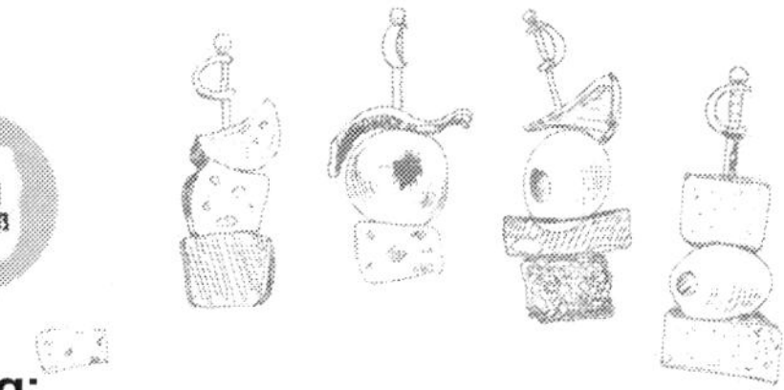

Zutaten:

8g Flohsamenschalen
8g Backkakao
170g Süßkartoffel, fein geraspelt
30g veganes Proteinpulver (bestenfalls Schoko-Haselnuss)
1 Ei-Ersatz
7g Backpulver
Etwas Wasser

Zubereitung:

Alle oben genannten Zutaten zu einer Masse verarbeiten und anschließend in eine Rosen-Backform füllen (alternativ mit der Hand zu Kügelchen formen). Die Schoko-Rosen für 20 Minuten bei 160 Grad in den Backofen geben.

93 Muffin auf Quarkbasis

30 min | 12 Portionen | 37 kcal | 0,7g Fett | 0,8g Kohlenhydrate | 6,4g Eiweiß

Zutaten:

½ Päckchen Backpulver
140g Sojaquark
80g veganes Eiweißpulver Vanille
2 Ei-Ersatz
2 TL Flohsamenschalen

Zubereitung:

Alle Zutaten gut miteinander vermengen, dann in Muffinförmchen geben und 15 Minuten lang bei 180 Grad in den vorgeheizten Backofen geben. Nach der Backzeit Puderxucker über die Muffins streuen.

Snacks & Brote

94 Schokoladentörtchen

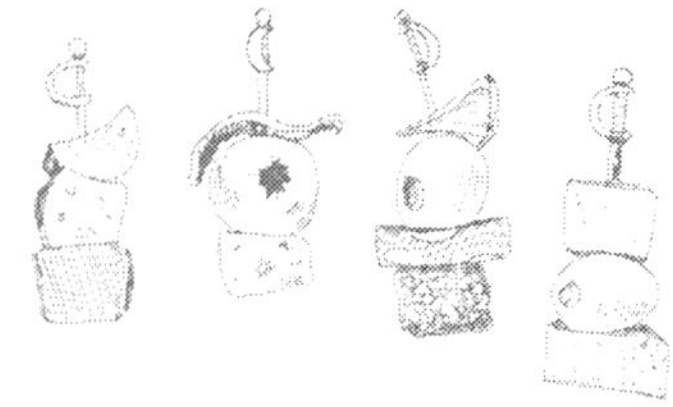

10 min | 1 Portionen | 220 kcal | 11g Fett | 18,5g Kohlenhydrate | 16,8g Eiweiß

Zutaten:

15g Sojajoghurt
1 Ei-Ersatz
15g veganes Eiweißpulver Vanille
½ TL Backpulver
15g Xucker
15g Nüsse, gemahlen
Etwas Stevia

Zubereitung:

Alle Zutaten in einen großen Becher geben und miteinander vermengen. Anschließend auf höchster Stufe für 3 bis 4 Minuten backen. Nach der Backzeit auf einen Teller geben und mit geschmolzener Schokolade übergießen.

95 Protein-Brot

3 Std | 10 Portionen | 280,4 kcal | 20,6g Fett | 12,4g Kohlenhydrate | 9,3g Eiweiß

Zutaten:

150g Haferflocken
140g Sonnenblumenkerne
100g geschrotete Leinsamen
50g Mandeln
50g Haselnüsse
je 2 EL Chia- und Flohsamenschalen
3 EL Kokosöl
350 ml Wasser
1 TL Salz

Zubereitung:

Kokosöl und Wasser erwärmen, alle anderen Zutaten dazu geben, vermengen und mindestens zwei Std. in einer geeigneten Kastenform gehen lassen.
Vor dem Backen leicht mit Wasser besprühen und dann für ca. 30 Min. bei 180 Grad (Ober- und Oberhitze) in den Backofen stellen. Danach das Brot herausnehmen, umdrehen und weitere 30 Min. (ohne die Kastenform) fertig backen.

Snacks & Brote

96 Bananen-Mandel-Brot

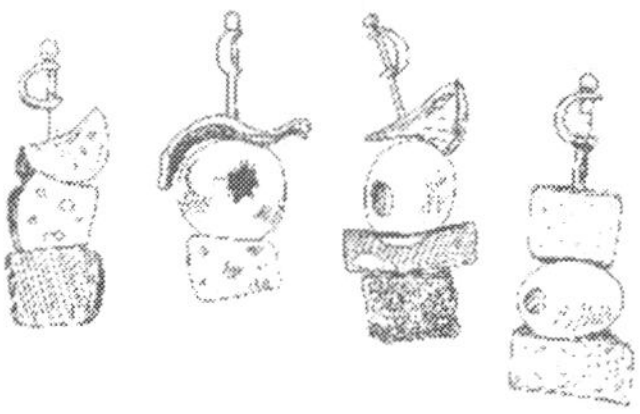

1 Std | 10 Portionen | 258,1 kcal | 17,1g Fett | 17,4g Kohlenhydrate | 6,7g Eiweiß

Zutaten:

4 große, reife Bananen (ca. 400g)
200g gemahlene Mandeln
50g Walnüsse
50g Haferflocken
50 ml Sojamilch
1 TL Ahornsirup
3 EL Leinsamen
2 EL geschmolzenes Kokosöl
40g Kokosblütenzucker
1 TL Backpulver, ½ TL Salz

Zubereitung:

In einer Schüssel alle trockenen Zutaten miteinander vermengen, in einer anderen Schüssel alle feuchten Zutaten vermischen. Bananen zerdrücken und alle feuchten Zutaten mit dazugeben und weiter verkneten. Nun die trockenen Zutaten nach und nach in die Schüssel mit Bananen und feuchten Zutaten geben. Die Teigmasse in eine geeignete Form füllen und mit Walnüssen garnieren.
Das Ganze bei 180 Grad mindestens eine viertel Stunde lang backen, danach 30 Minuten auskühlen lassen.

97 Dunkles Brot auf Quarkbasis

125 min | 1 Brot Portionen | 1481 kcal | 95,5g Fett | 29,9g Kohlenhydrate | 89g Eiweiß

Zutaten:

400g Sojaquark
50g Weizenkleie
2 Ei-Ersatz
130g Körner (Sonnenblume und Kürbis)
1 Teelöffel Salz
2 Esslöffel Natron
15g Hanfmehl
25g Flohsamen
30g Leinsamen, geschrotet
15g Sojamehl

Zubereitung:

Alle Zutaten miteinander vermengen, bis ein Teig entsteht. Den Teig für 20 Minuten quellen lassen und anschließend 90 Minuten lang bei 160 Grad Ober-/Unterhitze backen.

Snacks & Brote

98 Mandelmehl-Brot

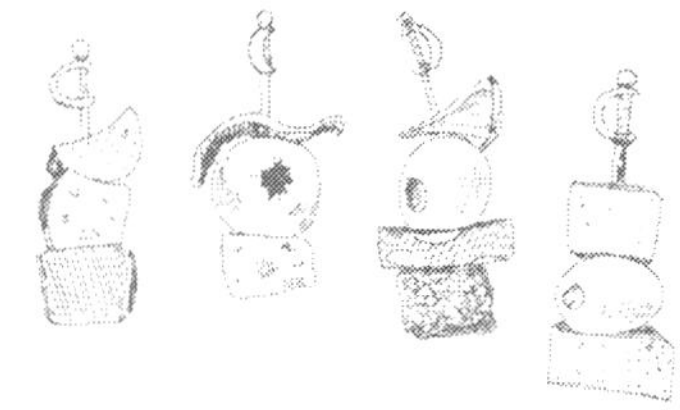

65 min | 1 Brot | 968 kcal | 46g Fett | 18,9g Kohlenhydrate | 103,7g Eiweiß

Zutaten:

150g Sojaquark
60g Mandelmehl
40g vegane Butter (Marke Alsan)
3 Ei-Ersatz
½ TL Salz
100ml Wasser
1 Päckchen Backpulver
60g veganes Eiweißpulver, neutral
25g Flohsamenschalen

Zubereitung:

Alles, außer Sesamsaat, miteinander vermengen und in eine Brot- oder Kastenform geben. Dann mit Sesam bestreuen und bei 175 Grad für 50 Minuten backen.

99 Leckeres Walnuss-Brot

2,5 Std | 15 Portionen | 277,4 kcal | 15,7g Fett | 23,9g Kohlenhydrate | 8,2g Eiweiß

Zutaten:

- 300 ml Wasser, lauwarm
- 300g Walnüsse
- 140g Haferflocken
- 400g Dinkelvollkornmehl
- 20g Hefe, frisch
- 3 EL Walnussöl
- Je 1 EL Salz und Zucker

Zubereitung:

Salz, Zucker und Hefe in lauwarmes Wasser geben, bis sich alles aufgelöst hat. Dann Mehl mit den Haferflocken in eine weitere Rührschüssel geben und die Hefemischung unter-rühren. Zu dem Teig Walnussöl und Walnüsse geben und ordentlich verkneten. Den Brot-teig 20 Minuten lang ruhen lassen, dann zu einem Laib formen und etwa 90 Minuten lang bei 180 Grad backen.

Snacks & Brote

100 Mehrkornbrot

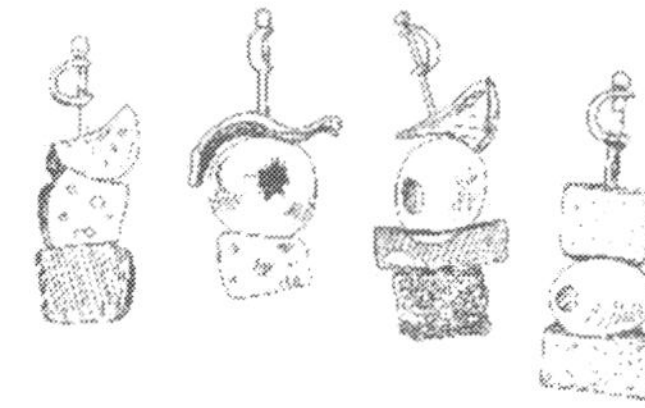

4 Std | 15 Portionen | 175,1 kcal | 12,6g Fett | 8,5g Kohlenhydrate | 5,6g Eiweiß

Zutaten:

145g Haferflocken
65g Nüsse, gehackt
135g Sonnenblumenkerne
90g Leinsamen, geschrotet
4 EL Flohsamenschalen
2 EL Chiasamen
3 EL geschmolzenes Kokosöl
1 EL Agavendicksaft
1 EL Sesam zum Garnieren
1 TL Salz
350 ml Wasser

Zubereitung:

Die oben genannten Zutaten zu einem Teig verarbeiten und in eine Brot- oder Kastenform legen. Das Brot mindestens 2 Stunden, besser aber über Nacht, stehen lassen. Anschließend mit Wasser bestreichen, Sesam darüber geben und bei 175 Grad für 20 Minuten in der Form backen. Danach das Brot von der Form lösen und weitere 50 Minuten backen. Nach der Backzeit auskühlen lassen, dann genießen.

101 Bananen-Dinkel-Brot

65 min | 15 Portionen | 219 kcal | 10,5g Fett | 25,6g Kohlenhydrate | 3,9g Eiweiß

Zutaten:

100g Dinkelmehl
100g Mandeln, gemahlen
4 reife große Bananen
150g Weizenmehl
120ml Mandelmilch
1 Päckchen Vanillezucker
80g Zucker
2 TL Backpulver
100ml Sonnenblumenöl
1 TL Zimt
1 Prise Salz

Zubereitung:

Bananen zerdrücken und mit der Mandelmilch und dem Öl vermengen, dann alle weiteren Zutaten unterrühren. Eine Brot- oder Kastenform nach Wahl mit der Margarine einstreichen, den Brotteig hineingeben und bei 180 Grad für 50 Minuten backen. Brot kurz herunterkühlen lassen, aus der Form nehmen und dann komplett abkühlen lassen.

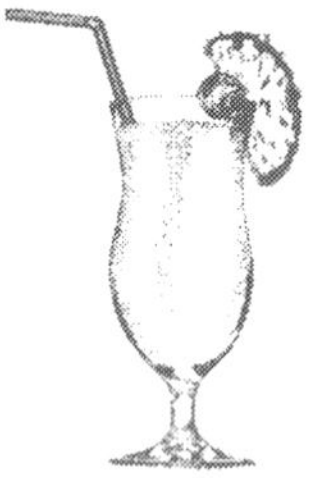

Smoothies & Fatburner-Getränke

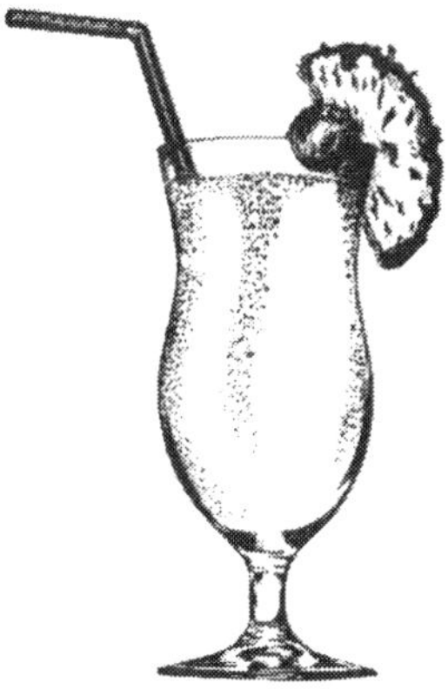

Smoothies & Fatburner-Getränke

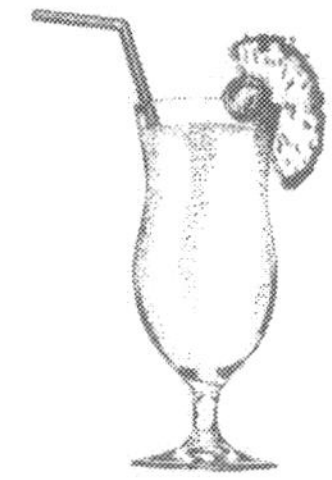

102 Beeren-Smoothie

5 min | 2 Portionen | 73 kcal | 2g Fett | 11g Kohlenhydrate | 5g Eiweiß

Zutaten:

80g Blaubeeren
2 große Erdbeeren
½ Banane
200ml Sojamilch

Zubereitung:

Alle Zutaten in einem Mixer zu einem Smoothie verarbeiten und anschließend genießen.

103 Grüner Orangen-Smoothie

5 min | 2 Portionen | 95 kcal | 1g Fett | 17g Kohlenhydrate | 4g Eiweiß

Zutaten:

2 Orangen
1 cm Ingwer
40g Grünkohl
¼ l Wasser
1 Bund Bio-Radieschen

Zubereitung:

Alle Zutaten zerkleinert und geschält in einen Mixer geben, die Radieschen mit dem Grün verwenden und fein pürieren.

Smoothies & Fatburner-Getränke

104 Gurken-Wasser

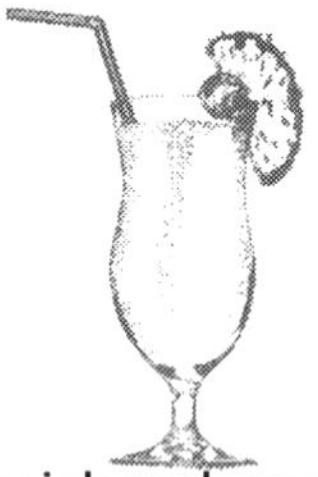

5 min | 1 Portionen | 23,8 kcal | 0,4g Fett | 4,2g Kohlenhydrate | 0,8g Eiweiß

Zutaten:

5 Scheiben Gurke
2 Scheiben Ingwer
1 Beutel grüner Tee
1 Zitrone in Scheiben
1 Handvoll Minze

Zubereitung:

Alle Zutaten in eine ausreichend große Tasse oder ein Glas geben und mit kochendem Wasser befüllen. Nach Wunsch garnieren.

105 Gurken-Smoothie

5 min | 1 Portionen | 112,8 kcal | 1,9g Fett | 20,9g Kohlenhydrate | 2,4g Eiweiß

Zutaten:

½ Gurke
5 Cherrytomaten
1 Möhre
1 Handvoll Petersilie
1 Apfel
1 Limette

Zubereitung:

Alle Zutaten zu einem leckeren Smoothie verarbeiten.

106 Kiwi-Booster mit Petersilie

5 min | 4 Portionen | 79 kcal | 1g Fett | 16g Kohlenhydrate | 2g Eiweiß

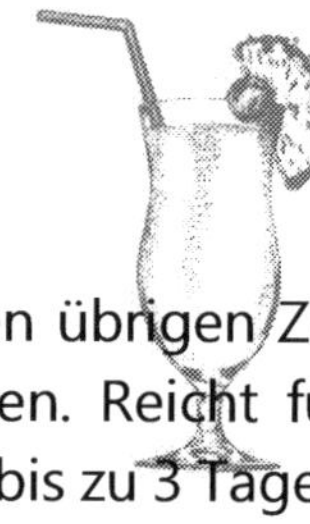

Zutaten:

1 Handvoll Rosinen
4 Kiwis
½ l Wasser
1 Apfel
1 Bund Petersilie

Zubereitung:

Kiwi schälen und mit den übrigen Zutaten in einen Mixer geben. Reicht für 4 Smoothies und hält sich bis zu 3 Tage bei richtiger Kühlung.

107 Tomatensaft

5 min | 1 Portionen | 86,6 kcal | 1,8g Fett | 13,6g Kohlenhydrate | 3,4g Eiweiß

Zutaten:

3 Möhren
3 große Tomaten
Saft einer Zitrone
100ml Wasser
etwas Salz und Pfeffer

Zubereitung:

Karotten und Tomaten mit dem Wasser in einen Mixer geben und pürieren. Anschließend mit Salz, Pfeffer und Zitronensaft abschmecken.

Smoothies & Fatburner-Getränke

108 Scharfer Gurken-Limetten-Smoothie

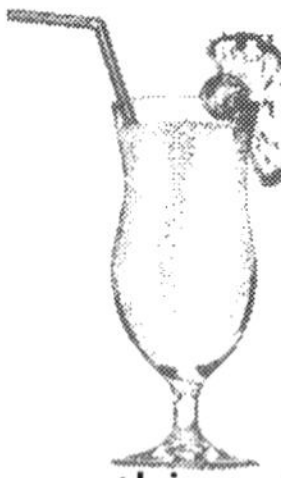

5 min | 1 Portionen | 101,8 kcal | 2g Fett | 18,6g Kohlenhydrate | 1,6g Eiweiß

Zutaten:

1 TL Ingwer
100g Ananas oder Apfel
1 mittelgroße Gurke
Saft einer Limette
1 Chilischote
100ml Wasser

Zubereitung:

Alle Zutaten zu einem Smoothie pürieren.

109 Ingwer-Zitronen-Tee

5 min | 1 Portionen | 28,2 kcal | 0,4g Fett | 5g Kohlenhydrate | 1g Eiweiß

Zutaten:

1 EL Ingwer
1 Zitrone
Minze & Brennnessel

Zubereitung:

Alle Zutaten in ein Glas oder eine Tasse geben und kochendes Wasser darüber gießen, einige Minuten ziehen lassen.

Smoothies & Fatburner-Getränke

110 Grüner Smoothie

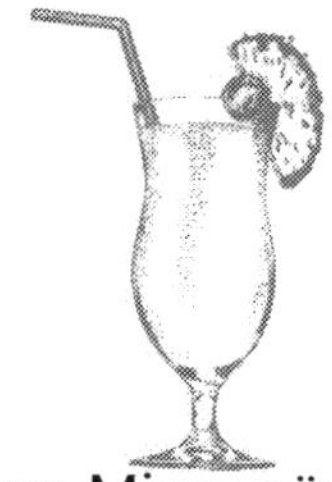

10 min | 1 Portionen | 388,6 kcal | 22,3g Fett | 32,6g Kohlenhydrate | 11,7g Eiweiß

Zutaten:

100g Spinat
100g Mixsalat
2 TL Agavensirup oder 3 Datteln
½ Gurke
100g Grünkohl
½ Avocado
1 Banane
1 EL Zitronensaft
1 Handvoll Petersilie
Beeren zum Garnieren
250ml Wasser

Zubereitung:

Alle Lebensmittel in einem Mixer pürieren, mit Zitronensaft und Agavensirup verfeinern und schlussendlich mit Beeren oder Petersilie garnieren.

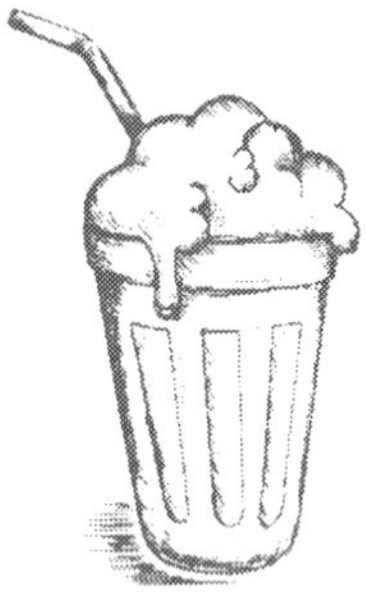

Eiweiß-Shakes für den Muskelaufbau

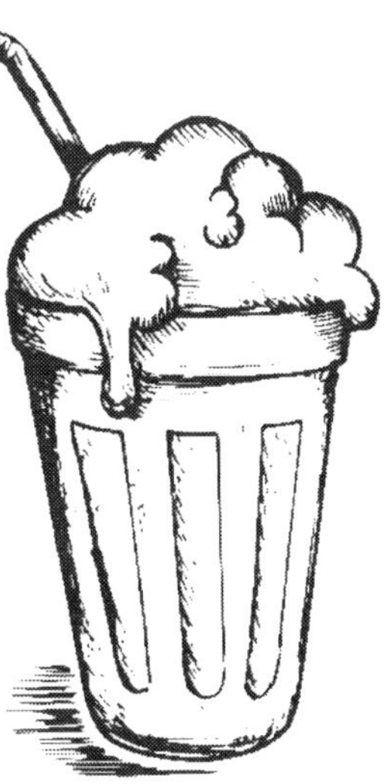

Eiweiß-Shakes

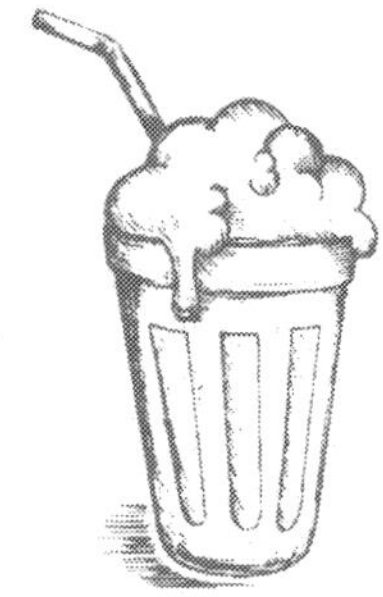

111 Schokoladen-Shake

10 min | 1 Portionen | 687 kcal | 30,5g Fett | 61,7g Kohlenhydrate | 33,4g Eiweiß

Zutaten:

250ml Reismilch
20g veganes Proteinpulver
30g Nüsse
100g Sojajoghurt
2 TL Kakao
1 Banane

Zubereitung:

Alle Zutaten zu einem Shake verarbeiten.

112 Brokkoli-Avocado-Shake

10 min | 1 Portionen | 514 kcal | 19g Fett | 47,5g Kohlenhydrate | 30,6g Eiweiß

Zutaten:

20g veganes Proteinpulver
½ Avocado
1 Banane
100g Brokkoli
Saft einer Zitrone
etwas Agavensirup
200ml Sojamilch

Zubereitung:

Alle Zutaten pürieren, dann mit Zitrone und Agavensirup verfeinern.

Eiweiß-Shakes

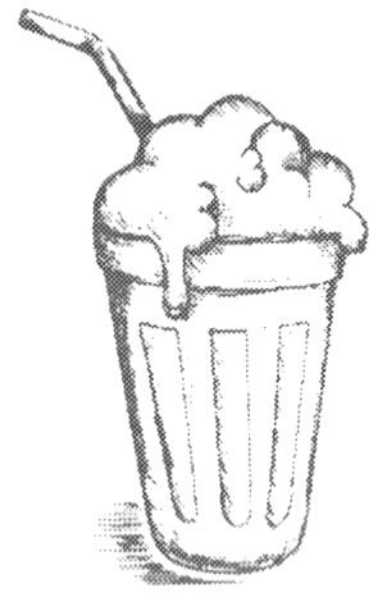

113 Kiwi-Milch

5 min | 1 Portionen | 458 kcal | 19,6g Fett | 35,6g Kohlenhydrate | 25,6g Eiweiß

Zutaten:

2 Kiwis
200ml Mandelmilch
1 Handvoll Mandeln
80g Kokosjoghurt
20g veganes Proteinpulver

Zubereitung:

Alle Zutaten miteinander pürieren.

114 Schoko-Bananen-Smoothie

5 min | 1 Portionen | 752 kcal | 22g Fett | 88,1g Kohlenhydrate | 39,8g Eiweiß

Zutaten:

200ml Hafermilch
20g veganes Proteinpulver
2 Bananen
2 EL Kakao
100g Lupinenjoghurt
1 EL Erdnussbutter

Zubereitung:

Alle Zutaten in einen Mixer geben und zu einem Shake pürieren.

Eiweiß-Shakes

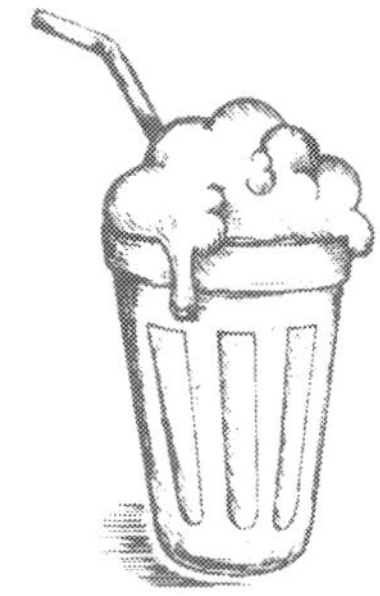

115 Apfel-Shake mit Zimt

10 min | 1 Portionen | 369 kcal | 12,5g Fett | 35,8g Kohlenhydrate | 24,2g Eiweiß

Zutaten:

10g Walnüsse
50g Sojajoghurt
200ml Hafermilch
1 Apfel, klein geschnitten
50g veganer Sojaquark
1 TL Zimt
20g veganes Proteinpulver

Zubereitung:

Alle Zutaten miteinander pürieren, mit Zimt verfeinern.

116 Erdbeer-Smoothie mit Haferflocken

10 min | 1 Portionen | 507 kcal | 8g Fett | 73,4g Kohlenhydrate | 27,3g Eiweiß

Zutaten:

1 Banane
200ml Hafermilch
3 EL feine Haferflocken
1 TL Agavensirup
100g Sojajoghurt
150g Erdbeeren
20g veganes Proteinpulver

Zubereitung:

Alle Zutaten in einen Mixer geben und pürieren, dann in Gläsern servieren.

Eiweiß-Shakes

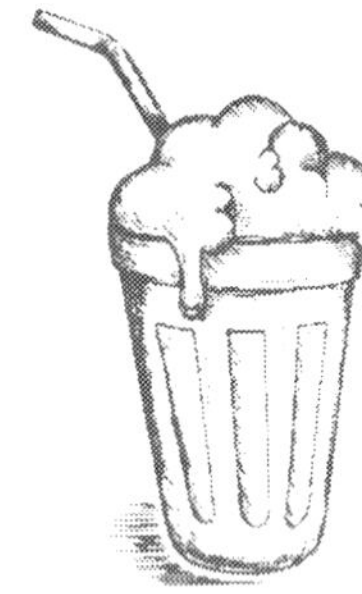

117 Bananen-Shake mit Vanille

5 min | 1 Portionen | 481 kcal | 10,8g Fett | 65,3g Kohlenhydrate | 26,9g Eiweiß

Zutaten:

20g veganes Proteinpulver

300ml Reismilch

1 Banane

Mark einer Vanilleschote

100g Sojaquark

1 EL Chia- oder Leinsamen

Zubereitung:

Für den Proteinshake alle Zutaten in einen Mixer geben und pürieren.

118 Koffein-Shake

10 min | 1 Portionen | 311 kcal | 4,7g Fett | 44,2g Kohlenhydrate | 19,8g Eiweiß

Zutaten:

1 TL Chia- oder Leinsamen

150ml Hafermilch

1 Banane

1 Tasse Espresso oder 100ml starken Kaffee

20g veganes Proteinpulver

Zubereitung:

Alle Zutaten miteinander vermengen und im Mixer pürieren.

Eiweiß-Shakes

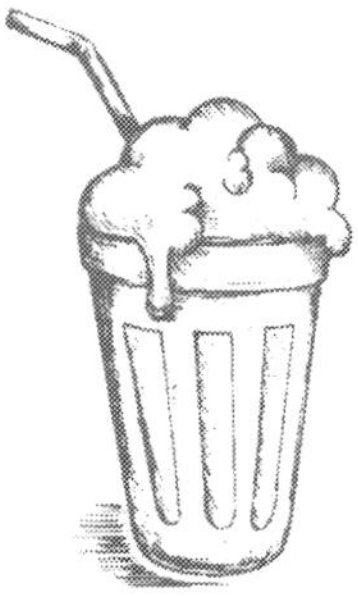

119 Schoko-Minz-Getränk

10 min | 1 Portionen | 523 kcal | 28,5g Fett | 46g Kohlenhydrate | 12,7g Eiweiß

Zutaten:

3 Stiele Minze
250ml Hafermilch
½ Avocado
100g Sojajoghurt
3 EL Kakao
2 EL Agavensirup

Zubereitung:

Alle Zutaten in einen Mixer geben, dann mit Minze verfeinern und servieren.

120 Protein-Bombe

10 min | 1 Portionen | 602,9 kcal | 17,9g Fett | 61,8g Kohlenhydrate | 44,5g Eiweiß

Zutaten:

50g feine Haferflocken
1 große Banane (ca. 100g)
400ml Sojamilch
1 EL Leinsamen
1 EL Chiasamen
30g Proteinpulver Vanille

Zubereitung:

Alle Zutaten im Mixer fein pürieren und darauf achten, dass auch Leinsamen und Chiasamen so gut wie möglich zerkleinert werden.

Gratis Download mit dem QR-Code

Sie können diesen QR-Code als Alternative zum Link nutzen. Lesen Sie ihn ganz einfach mit Ihrem Smartphone oder Tablet-PC und einer geeigneten, kostenlosen App. Dazu starten Sie die jeweilige App, richten Ihre Kamera auf den Code und warten kurz, bis die App den Code erkannt hat. Danach gelangen Sie sofort zu unserem Download.

Sollte der Download nicht funktionieren, so schreiben Sie bitte an: info@virtuoso-verlag.de

Ich werde dann dafür sorgen, dass Sie die Datei mit meiner Rezeptsammlung direkt per E-Mail als Anhang erhalten.

Übrigens werden Ihnen alle Fotos zu den Rezepten *nicht im* Buch sondern als Gratis Download zur Verfügung gestellt, um Ihnen einen günstigeren Preis für dieses Kochbuch anbieten zu können.

Schluss

Sie können mithilfe der Ratschläge, der geeigneten Nährstoffzufuhr und einem ausgewogenen Training Ihrem Traumkörper einen Schritt näherkommen. Nicht umsonst gibt es viele Veganer, die gleichzeitig auch berühmte Persönlichkeiten oder Sportler sind. Denn genau diese Menschen beweisen uns doch, dass der Veganismus sich mit dem Muskelaufbau vereinbaren lässt!

Viele Menschen bemerken nach einer solchen Ernährungsumstellung und den Verzicht auf tierische Produkte oftmals positive Veränderungen an ihrem Körper. Darunter fällt zum Beispiel bereits in den ersten Monaten ein verbessertes Hautbild mit einem strahlenden Teint. Zusätzlich steigern Sie Energie, Vitalität und Ihre Verdauung. Nicht selten verlieren vorherige Fleischesser eine gute Menge an Körpergewicht durch die Ernährungsumstellung, was allerdings auch von der Energiebilanz abhängt. Vegan bedeutet schließlich nicht zwangsläufig, dass es kalorienarm und gesund ist. Vegane Süßigkeiten enthalten oftmals genauso viel Fett und Zucker wie tierische Süßigkeiten. Aus diesem Grund ist es wichtig, frische Zutaten beim Kochen zu verwenden und auf viele, gesunde Alternativen zurückzugreifen. Denn dann können auch Sie sehr wahrscheinlich eine Reduzierung Ihres Gewichts vermerken.

Fühlen Sie sich bereit für dieses neue Lebenskapitel und möchten Ihren Körper und Geist auf Ihr höchstmögliches Level bringen? Wenn dies der Fall sein sollte, wünsche ich Ihnen viel Erfolg bei Ihrer veganen Ernährungsumstellung und bei Ihrem Training. Geben Sie jeden Tag alles beim Kraftsport, als wäre es die wichtigste Trainingseinheit Ihres Lebens!

„Pflanzliches Eiweiß macht nicht stark? Im Gegenteil! In den Pflanzen steckt die größte Power! Oder wie erklären Sie es sich, dass zum Beispiel der Gorilla – ein reiner Pflanzenfresser – etwa so stark ist wie fünf ausgewachsene Männer?"

Danke

Ich freue mich sehr darüber, dass Sie mein Buch gelesen haben und bedanke mich für Ihr entgegengebrachtes Vertrauen in meine Tipps über Sport und Ernährung. Viel Freude wünsche ich Ihnen beim Ausprobieren der Rezepte und viel Erfolg beim Muskelaufbau.

Alles Gute für Sie

Ihr Matthias Könner

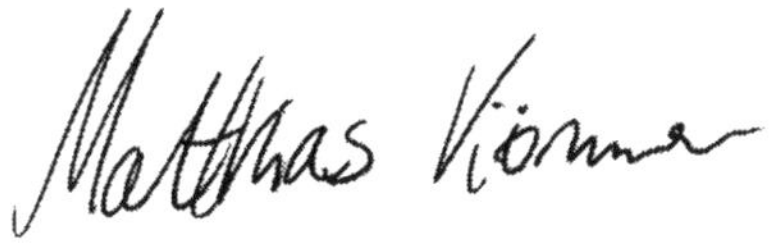

Ich freue mich über Ihr Feedback

Für mich ist es sehr wichtig, Feedback zu meinem Buch zu bekommen. Wenn Sie Anregungen oder Verbesserungsvorschläge haben, so schreiben Sie mir doch bitte eine Mail an:
info@virtuoso-verlag.de
bevor Sie eine schlechte Bewertung abgeben. Ich freue mich sehr über konstruktive Kritik. Da es mich viel Zeit und Energie gekostet hat, dieses Buch zu erstellen, wäre ich Ihnen sehr dankbar, wenn Sie mir anstelle einer schlechten Bewertung Ihre Verbesserungsvorschläge persönlich zukommen lassen. Denn dann hätte ich eine Chance, Ihre Kritik anzunehmen und mein Buch zu verbessern.
Über eine Rückmeldung in Form einer Rezension auf Amazon würde ich mich ebenfalls sehr freuen. Diese können Sie wie folgt erstellen: Besuchen Sie auf Amazon.de die Produktseite des Artikels, für den Sie eine Rezension erstellen möchten. Klicken Sie unter Kundenrezensionen auf „Kundenrezension verfassen". Bewerten Sie den Artikel und verfassen Ihre Rezension. Alternativ können Sie diesen Link benutzen, der Sie direkt auf die Seite leitet, auf der bestellte Produkte zu bewerten sind. Der Link ist verschlüsselt und sicher:
https://virtuoso-verlag.de/Amazon-Bewertung

Über den Autor

Matthias Könner ist ein aufstrebender Sachbuchautor, der regelmäßig Bücher zu den Themen „Sport, Ernährung & Fitness" für den Verlag VIRTUOSO schreibt.
Er absolvierte eine Ausbildung in der Fitnessbranche und verfügt über diverse Zertifikate als Ernährungs- und Gesundheitscoach. Seine jahrelange Berufserfahrung als Trainer und seine positive Einstellung qualifizieren ihn besonders für seinen Beruf. Sein Ziel ist es, seine Leserinnen und Leser für eine gesunde Lebensweise und mehr Bewegung zu begeistern. „Ein positives Mindset ist das Wichtigste, denn mit der richtigen Einstellung kann man alles erreichen. Mir macht es einfach riesigen Spaß, mich bewusst zu ernähren und regelmäßig zu trainieren – und genau das möchte ich meinen Lesern weitergeben", so der selbstbewusste, freundliche Autor.
Herr Könner lebt mit seiner Familie im Süden Deutschlands und liebt es, Sport im Freien auszuüben und die Natur um ihn herum zu genießen. Seit vielen Jahren ernährt er sich bereits vegan und möchte auch anderen die pflanzliche Ernährung näher bringen. „Anfangs war die Umstellung meiner Ernährung für mich nicht leicht, denn ich aß sehr gerne Fleisch. Inspiriert von bekannten Sportlern, die alle eine vegane Ernährung empfehlen, wollte ich es aber unbedingt selbst ausprobieren. Schon nach wenigen Wochen stellte ich eine Leistungs- und Kraftsteigerung fest und fühlte mich insgesamt viel fitter. Seitdem bin ich dabei geblieben und mittlerweile ernährt sich sogar meine Familie vegan", erzählt der Autor.
Lassen auch Sie sich von seinen Büchern inspirieren und holen sich noch JETZT seine Ratgeber, damit für Sie ein neues, gesünderes Leben beginnt!

Haftungsausschluss

Der Autor übernimmt keinerlei Gewähr für die Aktualität, Korrektheit, Vollständigkeit oder Qualität der bereitgestellten Informationen und weiteren Informationen. Haftungsansprüche gegen den Autor, welche sich auf Schäden materieller oder ideeller Art beziehen, die durch die Nutzung oder Nichtnutzung der dargebotenen Informationen bzw. durch die Nutzung fehlerhafter und unvollständiger Informationen verursacht wurden, sind grundsätzlich ausgeschlossen, sofern seitens des Autors kein nachweislich vorsätzliches oder grob fahrlässiges Verschulden vorliegt. Alle Angaben wurden vom Autor mit größter Sorgfalt und nach bestem Wissen und Gewissen recherchiert oder spiegeln seine eigene Meinung wider. Der Inhalt des Buches passt möglicherweise nicht zu jedem Leser und die Umsetzung erfolgt ausdrücklich auf eigenes Risiko. Es gibt keine Garantie dafür, dass alles genau so, bei jedem Leser, zu genau den gleichen Ergebnissen führt. Der Autor und/oder Herausgeber kann für etwaige Schäden jedweder Art aus keinem Rechtsgrund eine Haftung übernehmen.

Impressum

Matthias Könner

https://virtuoso-verlag.de
1. Auflage 2020

Kontakt:
"VIRTUOSO"
c/o Bianca Kronsteiner
Robert-Preußler-Straße 13 / TOP 1
5020 Salzburg
AT – Österreich
info@virtuoso-verlag.de

Covergestaltung: M. F.
Fotos: www.depositphotos.com

Printed in Poland
by Amazon Fulfillment
Poland Sp. z o.o., Wrocław

61677539R00074